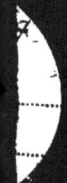

# LAVOIRS ET BAINS

## PUBLICS

## GRATUITS ET A PRIX RÉDUITS

# LAVOIRS ET BAINS

## PUBLICS

## GRATUITS ET A PRIX RÉDUITS

## TRAITÉ PRATIQUE

A L'USAGE DES MAIRES, DES MEMBRES DES CONSEILS MUNICIPAUX
DES ADMINISTRATEURS DES HOSPICES
ET AUTRES INSTITUTIONS DE BIENFAISANCE

## AVEC PLANS D'UN ÉTABLISSEMENT MODÈLE

PAR

### M· AL. BOURGEOIS D'ORVANNE

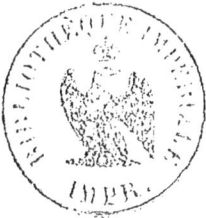

Vous ne vous trompez pas en pensant
que ma sollicitude est acquise à la classe
ouvrière.
Il faut enrichir le peuple par toutes les
institutions de prévoyance et d'assistance
que la raison approuve.

NAPOLÉON III.

## PARIS

CHEZ MAISON, LIBRAIRE, RUE DE TOURNON, 17

1854

# TABLE DES MATIÈRES.

|  | Pages |
|---|---|
| Introduction. | VII |
| Chap. I<sup>er</sup>. Causes qui ont déterminé l'institution des lavoirs et bains publics à prix réduits. — Initiative de l'Empereur | 1 |
| Chap. II. Commission des lavoirs et bains publics. — Des différents systèmes de blanchissage. | 11 |
| § I<sup>er</sup>. Système de blanchissage appliqué aux lavoirs publics de France et d'Angleterre | 18 |
| § II. Du blanchissage du linge à la vapeur d'eau | 24 |
| Chap. III. Application de la vapeur au lessivage du linge dans les lavoirs et bains publics à prix réduits | 33 |
| Description d'un établissement modèle. | 41 |
| Description des procédés de lessivage à la vapeur | 56 |
| § I<sup>er</sup>. Préparation du linge. | 57 |
| § II. Coulage de la lessive. | 62 |
| § III. Rinçage du linge | 67 |
| Chap. IV. Instructions pratiques sur la construction et l'organisation des lavoirs et bains publics à prix réduits. | 69 |
| § I<sup>er</sup>. Choix du quartier. — Importance à donner aux constructions. | 70 |
| § II. Revenus présumés. | 81 |
| § III. Du concours des lavoirs et bains publics à l'assistance publique | 87 |
| § IV. Moyens pour les communes de créer, sans bourse délier, des établissements de lavoirs et de bains publics | 90 |

Pages

CHAP. V. Description des procédés de lessivage prati-
    qués dans les lavoirs publics . . . . . .    95

    § 1ᵉʳ. Procédés en usage dans les établisse-
        ments français. . . . . . . . . . .    ib.

    § II. Procédés en usage dans les établisse-
        ments anglais . . . . . . . . . .    98

CHAP. VI. Conclusion . . . . . . . . . . . . .    103

    Documents intéressant l'institution des la-
        voirs et bains publics. . . . . . . . .    109

    Loi du 3 février 1851, ouvrant un crédit de
        600,000 fr. destiné à encourager la créa-
        tion de bains et lavoirs publics gratuits et
        à prix réduits . . . . . . . . . . . . .    112

    Exposé des motifs du projet de loi tendant à
        obtenir le crédit de 600,000 fr. pour encou-
        rager la création de bains et lavoirs pu-
        blics à prix réduits. . . . . . . . . .    114

    Rapport à l'Assemblée nationale législative
        sur le projet de loi des bains et lavoirs
        publics . . . . . . . . . . . . . . .    125

    Extrait d'un rapport à M. le Ministre de
        l'agriculture et du commerce sur les
        lavoirs et bains publics de l'Angleterre. .    133

    Rapport au Président de la République sur
        l'exécution de la loi du 3 février 1851. . .    162

    Décret du 3 janvier 1852, relatif à l'exécution
        de la loi du 3 février 1851. . . . . . . .    166

    Décret du 10 décembre, ordonnant l'appli-
        cation de la vapeur au blanchissage du
        linge de l'armée. . . . . . . . . . .    168

# INTRODUCTION

---

L'institution des lavoirs et bains publics
gratuits et à prix réduits, accueillie avec tant
de faveur et de reconnaissance par les populations ouvrières, a beaucoup préoccupé les
administrations municipales, sans avoir pris
le développement qu'elle comporte; plusieurs
causes semblaient la menacer, malgré les encouragements du Gouvernement.

La principale était la difficulté, pour ne pas
dire l'impossibilité, de ramener à un prix
très-minime l'usage des lavoirs, et de réunir

dans ces établissements toutes les conditions de commodité, et surtout celle de facile et prompte exécution. Cette difficulté avait été constatée à plusieurs reprises par la Commission instituée auprès de M. le Ministre de l'agriculture et du commerce (1), pour l'examen et l'étude des moyens de créer à Paris et dans les grands centres de population des lavoirs et bains publics à prix réduits, dans les conditions les plus favorables, et avec le concours de l'État, des départements, des communes et des particuliers.

Une autre cause non moins importante était la situation financière des communes, situation qui permet à très-peu d'entre elles de construire des lavoirs et bains publics avec leurs ressources ordinaires.

Inspiré par la grandeur des résultats à espérer de cette nouvelle institution, due à l'initiative de l'Empereur, je me suis appliqué d'abord à étudier toutes les questions se rat-

(1) Voir son Rapport général, pages 56 et 92.

tachant au blanchissage du linge, persuadé
que de leur solution dépendaient le triomphe
et l'existence même de l'institution, puis à rechercher si des combinaisons financières ne
pourraient pas suppléer au manque d'argent
des communes.

Mes efforts n'ont pas été stériles ; aban-
donnant le terrain des anciennes pratiques
françaises et anglaises, mises en usage dans les
deux pays, et qui seules avaient été soumises
à l'examen de la Commission ministérielle,
j'ai reconnu :

1° Que l'application de la vapeur d'eau au
blanchissage du linge sale réunissait toutes
les conditions de bon marché, de commodité
et de prompte exécution ;

Et, 2°, que, loin d'être une charge pour les
communes, la création des lavoirs et bains
publics devenait une nouvelle source de revenus pour les caises municipales.

Fort de cette conviction, par un Mémoire
en date du 28 octobre dernier, j'ai cru devoir

appeler l'attention de M. le Ministre de l'intérieur sur les avantages des procédés du blanchissage du linge à la vapeur, laissant à l'esprit éclairé de Son Excellence de décider si, dans l'intérêt public autant que dans celui d'une institution aussi intéressante pour les classes laborieuses, il ne conviendrait pas de propager cette précieuse méthode, et de diriger, par conséquent, les communes dans la voie du progrès, en n'accordant de subvention qu'à celles d'entre elles qui la mettraient en pratique.

Mon Mémoire et les plans joints à l'appui, renvoyés à une Commission spéciale, attachée au ministère, subissaient les épreuves d'un examen sérieux et minutieux, lorsque, sur la proposition de M. le Ministre de la guerre, Sa Majesté, par décret du 10 décembre dernier, proclama la supériorité des procédés du lessivage du linge à la vapeur, en ordonnant leur application au blanchissage du linge de l'armée.

En présence d'un fait aussi considérable et

de l'approbation donnée à ma communication,
M. le Ministre de l'intérieur, dont le dévoue-
ment à l'Empereur et le zèle empressé à améliorer la position du peuple sont si connus,
voudra de son côté, j'en suis persuadé, faire
profiter la population civile, et les classes ouvrières surtout, des bienfaits de cette nouvelle méthode de blanchissage. Il y a donc
tout lieu de penser que les portions restées
libres du crédit de 600,000 francs ouvert
pour encourager la création d'établissements
modèles de lavoirs et bains publics gratuits
et à prix réduits, seront désormais attribuées
aux communes seules qui appliqueront les
procédés du lessivage à la vapeur, dans les
établissements pour la construction desquels
elles peuvent solliciter une subvention de
l'État.

En écrivant le traité que je présente au
public, je n'ai point la prétention de faire
croire à une découverte récente. Mon but est
de concourir à la propagation d'une institution nécessaire en France, et de démontrer

que, sous l'empire des anciens procédés de lessivage, les lavoirs et bains publics gratuits et à prix réduits sont incapables de réaliser les avantages hygiéniques et économiques qu'on a droit d'en attendre. Mes efforts tendent à faire repousser toutes les manipulations qui, dans le blanchissage, obligent l'ouvrière à un travail long, pénible et souvent pernicieux pour sa santé, et à faire substituer à toutes ces opérations surannées, et défendues pied à pied par la routine, des procédés plus en harmonie avec la science.

L'honneur de la découverte du blanchissage du linge à la vapeur d'eau appartient au savant Chaptal. Cadet-Devaux publia, en 1805, une instruction populaire sur cette méthode qui devait amener un jour une révolution complète dans l'art du blanchisseur ; en 1806, Curandau en simplifia et perfectionna les procédés. Mais, sans les efforts persévérants de personnes éclairées, elle serait sans doute restée toujours à l'état de projet. Parmi ces personnes, je m'empresse de placer au premier rang M. Bourgnon de Layre, l'un de ses plus actifs propagateurs et auteur d'un traité sur le lessivage du linge à la vapeur, traité plein de renseignements utiles, que j'ai consulté et mis à contribution dans l'intérêt public.

Je ne saurais oublier M<sup>me</sup> Charles, connue par ses buanderies portatives, pour lesquelles elle a été brevetée du Gouvernement, et six fois médaillée dans les expositions et concours publics; c'est chez elle, et avec un de ses appareils, qu'ont eu lieu les expériences faites en présence de la Commission nommée par M. le Ministre de l'intérieur. Je la remercie d'avoir bien voulu me prêter son concours pour faciliter ma démonstration.

Je dois également remercier M. Guillaume, architecte, d'avoir mis à ma disposition ses plans et ses projets de lavoirs et bains publics; ils m'ont été d'une grande utilité pour établir, devant la Commission, les moyens d'appliquer aux lavoirs publics le lessivage à la vapeur d'eau.

On avait rencontré de graves difficultés d'exécution dans la pratique, lorsqu'il s'agissait de lessiver une grande quantité de linge à la fois ; suivant l'importance des lessives, il fallait un temps plus ou moins long et qui variait de deux heures à cinquante heures. Les lavoirs publics étant appelés à recevoir journellement 1,200 kilogrammes de linge, il importait d'arriver à lessiver cette masse en deux heures au plus. M. Guillaume, par un système ingénieux et d'une grande simplicité, a résolu le problème, en réduisant à des règles fixes l'application de la vapeur. Il a compris qu'on ne pouvait atteindre le but qu'en divisant la masse ; c'était, en effet, le moyen le plus certain de la soumettre en peu de temps à l'action détersive de la vapeur à 100°. C'est ce qu'il a fait. Avec l'appareil pour lequel il a été breveté, il opère en deux heures le lessivage de 1,200 kilogrammes de linge.

Les administrateurs municipaux, ceux des hospices et des bureaux de bienfaisance ont tous à cœur de seconder les vues généreuses et philanthropiques de l'Empereur; ils veulent s'associer à sa noble pensée, en dotant les communes de lavoirs et bains publics gratuits et à prix réduits. C'est à ces fonctionnaires éclairés que s'adresse principalement cette publication ; ils y trouveront, je l'espère, des documents utiles pour les guider dans cette nouvelle création, et des moyens de fonder, sans argent, des établissements capables d'augmenter les ressources municipales, tout en améliorant la position des populations la-borieuses et nécessiteuses.

Paris, le 1er février 1854.

AL. BOURGEOIS D'ORVANNE .

# LAVOIRS ET BAINS

## PUBLICS

## GRATUITS OU A PRIX RÉDUITS.

---

### CHAPITRE PREMIER.

#### Causes qui ont déterminé l'institution des Lavoirs et Bains publics à prix réduits.

#### INITIATIVE PRISE PAR L'EMPEREUR.

> Mes efforts auront toujours pour but l'amélioration
> de la position de la classe ouvrière.
>
> NAPOLÉON III.

En présentant à l'Assemblée nationale le projet de loi qu'elle a votée le 3 février 1851, loi qui ouvre un crédit de 600,000 fr. pour encourager la création d'établissements modèles de lavoirs et bains publics gratuits ou à prix réduits, M. le Ministre de l'agriculture et du commerce s'exprimait ainsi :

1

« Tout en repoussant avec fermeté de folles uto-
» pies qui contristent le cœur des gens de bien,
» qui égarent et troublent l'imagination des masses
» ignorantes, l'Assemblée nationale et le Gouver-
» nement poursuivent avec une égale sollicitude
» la recherche des institutions capables d'assurer
» le bien-être des classes laborieuses. »

Ces nobles paroles peignaient parfaitement la situation de la France au moment où elles étaient prononcées : la révolution de 1848 avait ouvert un vaste champ à l'inconnu ; les rêveurs, les innova-teurs, le socialisme, s'y étaient précipités avec ardeur, semant autour d'eux ces doctrines insensées qui, dans leur pompeux langage, devaient régé-nérer le monde, et ne pouvaient avoir d'autre effet que de produire des malheurs incalculables.

Le génie de la France veillait sur notre belle patrie ; il ne permit pas à ces nouveaux Attila de détruire l'œuvre de Dieu et des siècles, la civilisa-tion chrétienne et la société qu'elle a créée. Il dirigea le choix du peuple dans trois circonstances mémorables, et lui fit acclamer le nom de Napo-léon, ce symbole de gloire, de force, d'ordre et d'organisation. Dès-lors, la révolution fut vaincue ;

les utopistes et le socialisme rentrèrent dans les
ténèbres, d'où ils s'élancent avec la même vivacité
à chaque révolution, à quelque époque et chez
quelque nation qu'elle arrive.

Véritable émanation populaire, Napoléon III ne
pouvait se tromper. Comme son oncle, Napoléon
le Grand, il connaissait les besoins de l'énergique
et généreuse population aux destinées de laquelle
il préside avec tant de bonheur et d'éclat depuis le
10 décembre ; il voulut les satisfaire. Sous ses
inspirations créatrices, son gouvernement aborda
sans hésiter les questions les plus délicates et les
plus intéressantes pour les classes laborieuses. Malgré les efforts combinés d'une opposition constante
et violente, il renversa d'un souffle puissant les
fallacieuses et menteuses théories des idéologues,
et y substitua des institutions pleines de bon sens
et d'avenir.

Il suffit d'ouvrir le *Bulletin des Lois* depuis le
20 décembre 1848, pour comprendre ce qu'en peu
de temps une volonté ferme et éclairée peut faire
de bon et d'utile, quand son unique mobile est le
bien public. — Les lois, les décrets, les arrêtés
rendus dans l'intérêt des classes laborieuses, sont

les preuves les plus évidentes de la sollicitude incessante de l'Empereur pour les populations ouvrières et nécessiteuses.

C'est ainsi que, dès son avénement au pouvoir, l'Empereur, alors Président de la République, fait étudier les moyens les plus capables d'améliorer la position du peuple. Il envoie en Italie, en Angleterre, en Allemagne, des hommes intelligents et distingués pour lui rendre compte des institutions populaires créées chez nos voisins. Il veut que, dans toutes les situations de la vie, chacun puisse jouir en France des bienfaits qu'assure le bien-être matériel et intellectuel. Il prend l'homme au berceau, et l'entoure de ses soins jusqu'à sa dernière demeure.

Les crèches, les salles d'asile, les écoles de tous degrés sont ouvertes à qui veut en profiter.

L'hygiène et la santé publiques appellent son attention particulière ; des mesures législatives sont immédiatement prises pour rendre salubres les logements des artisans ; des cités ouvrières, devant servir de modèles, s'élèvent dans la capitale et dans les grandes cités industrielles.

La propreté des vêtements et du corps, ce besoin

caractéristique de notre population, n'était pas en rapport avec les moyens de le satisfaire ; une loi ouvre un crédit de 600,000 fr. pour encourager la création de lavoirs et bains publics à prix réduits.

Des institutions analogues à celles établies en Italie, et connues dans cette contrée sous la dénomination de : « l'avocat et le médecin des pauvres, » s'organisent pour défendre devant la justice les droits des plaideurs sans ressources, et soigner à domicile les malades pauvres.

Une caisse des retraites pour la vieillesse, moyen éminemment pratique, moralisateur et parfaitement apprécié par les hommes laborieux de toutes les classes, prend la place du projet avilissant des hospices pour les travailleurs devenus vieux, conçu par les utopistes.

Sous la pression de cette haute intelligence, rien de ce qui tient à l'amélioration matérielle, morale et intellectuelle des masses, n'est négligé. — Des bibliothèques populaires, établies dans chaque commune, répondront au désir si vif de s'instruire qui se manifeste dans tous les rangs de la grande famille française.

Les sociétés de secours mutuels se forment et

se régularisent sous l'autorité du Gouvernement.

Le crédit foncier, le crédit mobilier, les banques d'honneur témoignent surtout de l'intérêt que l'Empereur prend à voir progresser et prospérer l'agriculture, le commerce et l'industrie, ces trois puissants éléments de la fortune publique, d'où dépendent le travail et l'existence à bon marché des populations laborieuses.

Au moment où la France, par des causes climatériques, se préoccupe gravement, et à juste raison, de la faiblesse de ses récoltes, Sa Majesté, dans l'intérêt de ses sujets effrayés, dans celui des classes souffrantes surtout, suspend, jusqu'à des temps meilleurs, les droits d'entrée sur les denrées alimentaires de première nécessité.

Tout enfin, jusqu'à l'enterrement du pauvre, se ressent de cette impulsion vigoureuse. La religion, comme au convoi du riche, récite les prières sur la tombe du prolétaire et bénit la terre qui va couvrir ses restes mortels.

En un mot, par son initiative, l'Empereur Napoléon III imprime au pays un grand mouvement salutaire. Les travaux publics et privés reprennent partout avec une telle vigueur, que bras et matériaux deviennent insuffisants ; l'agriculture se développe, l'industrie progresse, le commerce extérieur s'accroît chaque jour, et la France, confiante et prospère, s'abandonne sans réserve à la main habile qui la dirige.

Heureux, trois fois heurenx les peuples gouvernés par de tels souverains ! — La gloire, la grandeur, la puissance, deviennent infailliblement leur partage.

Parmi les institutions nouvelles inspirées par l'Empereur, toute modeste qu'elle puisse paraître, celle des lavoirs et bains publics n'est pas la moins importante ni la moins utile au triple point de vue du bien-être des individus, de la salubrité publique et de l'hygiène privée. Elle est appelée à exercer une heureuse influence sur la moralisation des masses et sur la santé des populations ouvrières.

En effet, les bains à prix réduits ou gratuits, rendus conséquemment accessibles à chacun, inspireront des habitudes de propreté, développeront le sentiment du respect de soi-même, et ne pourront manquer d'apporter une amélioration notable dans l'état sanitaire, si souvent et si intimement lié à la propreté du corps.

Les lavoirs, construits dans de nouvelles conditions de commodité, et surtout de prompte et facile
exécution du blanchissage, contribueront puissamment à ramener à un prix très-minime l'usage de
ces établissements; l'introduction du séchage du
linge à air chaud dans l'intérieur même du lavoir,
deviendra un véritable bienfait; elle fera disparaître :

1° La funeste habitude qu'ont les femmes de
charger sur leurs épaules des masses humides, au
moment même où les pores de leur peau sont dila-
tées par la chaleur d'un travail rude et fatigant;

2° L'étendage du linge dans des logements petits,
étroits, souvent dépourvus d'air, et où l'eau, s'éva-
porant avec plus ou moins de rapidité, n'abandonne
le linge mal séché que pour s'imprégner partout,
dans les murs, et jusque dans les matelas et les
paillasses.

Ce sont deux circonstances parfaitement connues
de tout le monde; elles autorisent à croire avec de
graves et sérieux esprits que les opérations du
blanchissage, telles qu'elles sont pratiquées en
France et surtout dans nos grandes villes, ont
pour conséquence fatale d'engendrer les maladies

organiques et constitutionnelles de la population
pauvre de nos cités.

Détruire ces causes d'insalubrité qui pèsent uniquement sur les classes ouvrières et nécessiteuses,
maintenir la santé publique, assurer l'hygiène privée, et procurer à l'artisan une économie notable
sur les frais toujours renaissants du blanchissage,
telle a été la volonté de l'Empereur; elle sera féconde en heureux résultats, si les administrations
locales en comprennent toute la portée et concou-
rent à la réaliser.

Sa Majesté, pour laquelle les sacrifices ne sont
rien quand il s'agit du bien-être du peuple, a donné
un salutaire exemple, qui bientôt sera mis à profit
dans toute la France ; elle a pris l'initiative à Paris ;
elle a ordonné, en décembre 1852, la création im-
médiate, aux frais de sa cassette, de trois établissements modèles de lavoirs et bains publics à prix
réduits. Déjà l'un d'eux s'élève majestueusement
sur une partie de l'emplacement du Temple, et sera
sous peu de temps mis à la disposition du public.

Par une décision plus récente encore, Sa Majesté
a bien voulu concourir de ses deniers personnels,

pour un tiers, à la construction des lavoirs et bains publics de la ville de Romorantin.

Le mouvement est imprimé par l'Empereur lui-même. Cette nouvelle et utile institution deviendra vivace et atteindra son but, si les moyens d'exécution, les capitaux nécessaires à l'édification des établissements, ne leur font pas défaut, et surtout si on met à son service des procédés de lessivage capables de diminuer de plus de 50 0/0 les frais du blanchissage et le temps employé par les ménagères aux opérations qu'il nécessite.

Indiquer aux communes la solution de ce double problème, et leur assurer, tout en améliorant le sort des populations ouvrières, la possibilité de se créer de nouveaux revenus à l'aide des lavoirs et bains publics, qui paraissent aux yeux de tous devoir leur être une charge onéreuse; voilà ce que nous nous sommes proposé et ce que nous allons essayer de démontrer.

# CHAPITRE II.

## Commission des Lavoirs et Bains publics.

### DES DIFFÉRENTS SYSTÈMES DE BLANCHISSAGE.

Excitées par la prime d'encouragement offerte à celles d'entre elles qui les premières fonderaient des lavoirs et bains publics, un grand nombre de communes ont désiré profiter des libérales dispositions de la loi du 3 février 1851, pour doter leurs populations d'établissements qui leur manquaient; mais il en est peu qui aient bien compris le but et la lettre de cette loi. Ainsi elles ont soumis, pour la plupart, à l'approbation de l'autorité supérieure des projets d'établissements plus ou moins étudiés. Leurs demandes peuvent-elles espérer une solution favorable? Cela paraît au moins douteux, surtout en présence du nouveau système de lessivage approuvé par le Gouvernement. Car ce ne sont ni ces lavoirs primitifs qu'on rencontre partout en France, et qui se composent d'un simple bassin abrité par un toit soutenu sur quatre poteaux en bois, ni ces établissements privés de conditions hygiéniques, de commodité et de bon marché, que l'État entend encourager ; ce sont des lavoirs et bains publics modèles, à prix réduits, à la construction desquels le crédit de 600,000 fr. doit être seulement appliqué.

Dans le but de guider les communes dans cette nouvelle voie, le gouvernement de l'Empereur, jaloux d'assurer aux classes ouvrières tous les avantages d'une institution aussi utile et aussi populaire, avait chargé une commission d'hommes importants par leur savoir et leur mérite, d'examiner et d'étudier toutes les questions qui s'y rattachent, questions qui peuvent se résumer ainsi, à l'endroit des lavoirs, comme l'ont parfaitement indiqué MM. Trélat et Gilbert dans un de leurs rapports :

1° *Ramener à un prix très-minime l'usage des lavoirs et bains publics ;*

2° *Réunir dans ces établissements toutes les conditions de commodité, et surtout celles de facile et prompte exécution.*

Les rapports de la Commission prouvent le soin avec lequel elle s'est acquittée de sa mission. Non-seulement elle a étudié les procédés employés dans les lavoirs et bains publics de la capitale, mais quelques-uns de ses membres se sont rendus en Angleterre pour l'éclairer sur les méthodes et sur les usages de nos voisins d'outre-mer.

Ce n'est qu'après trois années de minutieuses investigations que la Commission a clos son savant travail. Une rapide excursion sur le terrain qu'elle a parcouru permettra d'apprécier les divers sytèmes qui lui ont été soumis, et fera regretter qu'elle n'ait pas été saisie de la méthode du lessivage à la vapeur d'eau; elle se serait, à n'en pas douter, empressée de l'adopter, et l'aurait recommandée comme la solution la plus heureuse, sous tous les rapports, de toutes les questions concernant le blanchissage du linge à bon marché.

L'Angleterre ayant eu l'initiative de l'institution des lavoirs et bains publics à prix réduits, c'est chez elle qu'on a dû puiser les premiers renseignements. Ils ont démontré que les conditions des deux pays n'étaient pas les mêmes, et que les établissements anglais ne pouvaient être pris pour modèles.

En effet en France, à Paris surtout, l'usage des

lavoirs et des bains s'est vulgarisé depuis longtemps.

On compte dans la capitale :

171 lavoirs contenant 8,244 places ;

125 établissements de bains disposant de 5,958
baignoires, et distribuant annuellement 1,818,500
bains, non compris les bains chauds délivrés sur la
Seine, dans les quatre grands établissements du
pont Marie, du pont Neuf et du pont Royal, ni les
bains froids pris en Seine pendant l'été.

La moyenne des bains chauds est de 50 c. sans
linge.

Le prix le plus bas est de 30 c. dans la cité Napoléon.

La moyenne des bains froids est de 30 c. sans
linge.

Le prix le plus bas est de 10 c.

Dans ces conditions, toute la population pari-
sienne, si on en excepte la classe ouvrière, peut
jouir des avantages hygiéniques attachés à la propreté du corps.

Il en de même dans toute la France, à peu
d'exception près. Chaque ville a ses bains et ses

lavoirs, mis à la portée des bourses de la population moyenne.

En Angleterre au contraire, à Londres par exemple, pour établir un point de comparaison, l'usage des bains était pour ainsi dire inconnu avant 1845, tant le prix d'un bain était élevé. Aussi la pensée dominante chez nos voisins, en créant des lavoirs et bains publics, a-t-elle été de les disposer autant pour les classes moyennes que pour les populations ouvrières. C'est ainsi qu'on s'est vu dans la nécessité de diviser chaque établissement en deux classes, payant des prix différents : chaque classe a son lavoir, ses baignoires, sa piscine.

Construits avec un certain luxe et sur de larges proportions, ces établissements ont coûté des sommes considérables.

Goulton Square est revenu, terrain compris, à. . . . . . . . . . . . . . . . . . 570,000 fr.

Saint-Martin-des Champs, non compris le terrain, à . . . . . . . . . . . . . . 385,000 fr.

Saint-Mary-le-Bone, non compris le terrain, à. . . . . . . . . . . . . . . . . 750,000 fr.

Westminster, non compris le terrain, à . . . . . . . . . . . . . . . . 250,325 fr.

Les recettes de ces établissements ne se sont pas toujours balancées avec les dépenses d'exploitation ; jamais elles n'ont pu faire face aux intérêts des capitaux engagés, et moins encore à l'amortissement.

Le système anglais, au point de vue général, est condamné par cela seul qu'il va au-delà des besoins des populations françaises, et que les produits qu'il crée ne sont pas en rapport avec les dépenses.

Restait à examiner les questions de détail, et surtout les divers systèmes de blanchissage employés tant en France qu'en Angleterre. C'était effectivement là seulement qu'on pouvait trouver la solution du problème.

La commission ministérielle a examiné ces diverses questions de détail avec l'impartialité qu'on devait attendre des hommes honorables qui la composaient. Ses conclusions ont été favorables au système de blanchissage tel qu'il est pratiqué en France, notamment dans les lavoirs publics de Paris. Mais, tout en laissant à l'Angleterre ses procédés de lessivage, elle lui a emprunté les heureuses améliorations apportées dans ses établissements ; elle a en conséquence recommandé les essoreuses, les séchoirs à air chaud, les salles de repassage, afin d'offrir aux ménagères les moyens de procéder sans désemparer à toutes les opérations complémentaires du blanchissage, et de reporter chez elles le linge sec, repassé et prêt à être employé, une ou deux heures après l'avoir lavé.

Ces améliorations répondent assurément à une partie des propositions ; elles satisfont, sous certains rapports, aux besoins de salubrité, de santé publique, d'hygiène privée. Elles diminuent le temps donné, dans les conditions actuelles du blanchissage, aux opérations accessoires du lessivage ; mais, loin de résoudre la principale proposition, qui est de ramener à un prix très minime l'usage des lavoirs publics, elles déterminent de nouvelles dépenses de combustible, qui devront nécessairement peser sur les personnes appelées à en profiter, en augmentant les frais du blanchissage, ou qui, si elles sont concédées gratuitement, nuiront au développement de l'institution, en ne permettant pas aux établissements de couvrir leurs frais d'exploitation.

La solution de la proposition relative *à la diminution des frais de blanchissage et à la prompte et facile exécution*, est tout entière dans le choix du mode de lessivage. L'examen et la comparaison dès divers systèmes de blanchissage et des opérations qu'ils entraînent, mettront facilement cette vérité en lumière.

Le blanchissage du linge sale, en Angleterre comme en France, a pour base principale l'opération du lessivage, laquelle se subdivise en sept manipulations différentes, savoir :

1° L'essangeage,

2° Le lessivage,

3° Le savonnage,

4° Le passage à l'eau de javelle,

5° Le rinçage,

6° Le passage au bleu,

7° Le tordage ou essorage.

Le séchage et le repassage complètent les diverses phases par lesquelles le linge sale est obligé de passer pour être porté.

Chacune de ces opérations joue un rôle plus ou moins actif dans le blanchissage ; il importe d'en déterminer l'action et l'utilité.

L'*essangeage* a pour but de débarrasser le linge de tout ce qui est soluble à l'eau ; il consiste à laver les objets destinés à la lessive dans une eau claire et courante autant que possible. Pour mieux les préparer et faciliter la disparition des taches , les laveuses emploient quelquefois le savon. Le moindre inconvénient dans cette opération préparatoire est de tordre et de frotter le linge ; mais souvent aussi, les laveuses ont recours au battoir et à la brosse, moyens très-préjudiciables à la conservation des tissus.

Le *lessivage* est l'opération capitale ; elle tend à nettoyer le linge de toutes les souillures qu'il a conservées à l'essangeage ; sa base est une dissolution alcaline de soude ou de potasse brute ou carbonatée, à la température de l'eau bouillante , appliquée d'une manière différente dans les deux pays.

Le *savonnage* a pour double objet d'enlever au linge les taches qui ont résisté à l'action de la lessive, et de diminuer la partie colorante dont le linge est toujours imprégné au sortir du cuvier.

Cette opération, plus encore que l'essangeage, nécessite l'emploi du savon, du battoir, de la brosse, ou de tout autre moyen mécanique, pour donner de l'éclat et de la blancheur au linge. Elle est longue, coûteuse, et altère considérablement les tissus.

Le *passage à l'eau de javelle*, ou plutôt l'arrosage du linge à l'eau de javelle, pratiqué plus particulièrement par les blanchisseuses de fin, est également employé par les ménagères quand elles rencontrent des taches difficiles à faire disparaître.

L'*eau de javelle*, ou chlorure de potasse, est, comme tout le monde sait, l'un des corrosifs les plus puissants; elle ronge les tissus, affaiblit et détruit les couleurs à base d'indigo.

Le *rinçage* est destiné à débarrasser le linge des dissolutions savonneuses qu'il a retenues; il consiste à immerger et à agiter dans une eau claire les objets soumis à l'opération du savonnage.

Le *tordage* ou *essorage* est une opération par laquelle, soit à la main, soit au moyen d'un hydro-extracteur ou essoreuse, on enlève au linge mouillé la plus grande quantité d'eau possible, environ 50 0/0 de son poids, afin de faciliter et hâter le séchage, qu'il se fasse à air libre, ou dans des séchoirs à air chaud.

Le *séchage* consiste à purger le linge de toute son humidité, au sortir du tordage ou de l'essoreuse, soit en l'étendant à l'air, soit en le soumettant à l'action de la chaleur.

Le *repassage* enfin a pour but de rendre au linge l'aspect brillant qu'il avait étant neuf.

Les diverses opérations du blanchissage, en dehors de celles du séchage, nécessitent un temps de travail égal chez les deux peuples; elles se font toutes sans en excepter une seule; elles obligent à l'emploi des mêmes moyens et entraînent à peu près les mêmes dépenses. Le mode de lessivage varie seulement dans l'application. En France, l'opération a lieu en commun, par les soins des agents des établissements et hors la présence des intéressés; en Angleterre, au contraire, elle se fait isolément et par chaque laveuse.

Dans l'un de ses rapports, la Commission a établi que le linge blanchi dans les lavoirs publics de

Paris coûte 8 fr. 40 c. par mois à une famille d'ouvriers composée de quatre personnes, salissant
mensuellement 84 pièces, et ce non compris les
draps de lit, soit 2 fr. 10 c. par personne et par
mois, ou 25 fr. 20 c. par an.

Le repassage n'ayant pas lieu dans les établissements de Paris, les frais du combustible nécessaire
à cette opération ne sont pas comptés dans ce
calcul.

L'argent déboursé pour lessivage, savon, eau
chaude, eau de javelle, bleu, rétribution au lavoir,
entre pour 50 0/0 dans cette dépense; le surplus
est la valeur du temps employé par la mère de famille pour l'essangeage, le lavage ou savonnage,
le repassage, l'aller et le retour, et représente sept
heures enlevées à des travaux lucratifs ou aux
soins du ménage. Dans ces sept heures, le temps
du séchage n'est pas compris.

Le calcul présenté par M. Miles, directeur des
lavoirs et bains publics de Goulston square, à Londres, prouve que la dépense du blanchissage d'une
quantité égale de linge est à peu près la même pour
la classe ouvrière qui fréquente son établissement,

et qu'elle se divise de la même manière, mais avec cet avantage cependant, que dans ces frais sont compris le séchage à air chaud et le repassage, exécutés au lavoir.

Ainsi, sans compter l'usure du linge causée par l'emploi d'agents chimiques trop violents et de moyens mécaniques énergiques, le blanchissage, tel qu'il est pratiqué en France et en Angleterre dans les lavoirs publics, est long et onéreux. Qu'on fasse disparaître toutes ces manipulations, ces agents chimiques qui énervent et altèrent les tissus, et obligent l'ouvrière à un travail fatigant et souvent pernicieux pour sa santé; qu'on substitue à ces opérations surannées des procédés nouveaux, plus en harmonie avec les progrès de la science; qu'on les remplace par *le lessivage à la vapeur d'eau*, et immédiatement on ramènera à un prix très-minime l'usage des lavoirs, et on réunira dans les établissements publics destinés aux populations laborieuses toutes les conditions d'hygiène, de facile et prompte exécution, demandées avec tant d'insistance par M. le Ministre de l'agriculture et du commerce, au sein de la Commission.

Le paragraphe suivant, consacré à ce mode de

lessivage, en fera connaître les avantages incontestables.

Le blanchissage du linge à la vapeur d'eau n'est pas une invention nouvelle; la découverte, due au savant Chaptal, remonte à plus de cinquante ans : mais, comme toutes les découvertes utiles, l'application de ce nouveau mode de blanchissage a rencontré de grandes difficultés; l'expérience cependant a vaincu l'incrédulité, l'ignorance et le mauvais vouloir. Aujourd'hui le lessivage à la vapeur d'eau est adopté en Italie, en Suisse, en Belgique, en Prusse, en Autriche et surtout en France, où il se popularise de plus en plus ; et si son ingénieux procédé n'a reçu que de rares applications dans les établissements de blanchisserie, cela tient, il faut bien le dire, à l'esprit routinier des maîtres laveurs, pour la plupart illettrés ; sans doute aussi à quelques essais malheureux, faits au début dans de mauvaises conditions, et principalement à la difficulté d'opérer rapidement sur des masses considérables de linge. L'application nouvelle qu'en a faite M. Guillaume ,

architecte, détruit complétement cette difficulté.
Quelle que soit la quantité de linge à lessiver, désormais l'opération du lessivage ne peut plus durer
au delà de deux heures.

Le triomphe du blanchissage du linge à la vapeur
d'eau est maintenant assuré : le gouvernement de
l'Empereur, qui sait si bien prendre l'initiative en
tout et diriger l'esprit public vers les heureuses innovations, vient de donner un nouvel exemple de
sa sollicitude pour toutes les questions d'utilité, en
prenant cette précieuse méthode sous sa protection
tutélaire ; et déjà, par décret de Sa Majesté l'Empereur, en date du 10 décembre 1853, ordre est
donné d'en appliquer les procédés au blanchissage
du linge de l'armée, tant en France qu'en Algérie.

D'un autre côté, tout porte à croire que M. le
Ministre de l'intérieur décidera également, dans
l'intérêt des classes ouvrières, que le crédit de
600,000 fr., ouvert pour encourager la création de
lavoirs et bains publics, ne sera désormais attribué
qu'aux communes qui introduiront cette méthode
dans les établissements qu'elles se proposent de
créer et pour lesquels elles sollicitent une subvention de l'État.

La simplicité du procédé, l'économie de temps et d'argent qu'il procure, l'éclat qu'il donne au linge sans l'altérer et en lui assurant une durée beaucoup plus longue, devaient naturellement et forcément le mettre au-dessus de tous les autres.

En effet, le blanchissage du linge à la vapeur d'eau est une opération simple, facile et peu coûteuse ; elle consiste à tremper le linge dans une dissolution alcaline de cristaux de soude, marquant de 1° à 3° seulement à l'aréomètre de Baumé ; à le soumettre ensuite à l'action de la vapeur d'eau naturelle jusqu'à ce qu'il ait atteint la température de l'eau bouillante, puis à le rincer dans une eau fraîche et claire.

La vapeur pénètre et traverse graduellement du bas en haut toutes les couches du linge imprégné de lessive, et, en se condensant successivement, si elle s'égoutte, ce n'est pas pour retomber dans la chaudière, ni pour saturer de matières colorantes ou alcalines qu'elle a entraînées les objets entassés dans le cuvier, mais pour se perdre dans un récipient à ce destiné.

Par ce procédé, l'opération du lessivage n'a donc pas l'inconvénient de celui employé dans les lavoirs français, qui fait passer trente ou quarante fois à travers le linge une lessive devenue de plus en plus sale à chaque immersion. Le linge provenant du cuvier à vapeur est toujours blanc, tandis que celui qui provient des lessives ordinaires est constamment roux.

Elle a l'avantage de communiquer au linge une chaleur régulière de 100° centigrades, ce qui ne peut avoir lieu dans la lessive par immersion ; les taches ne peuvent résister à l'action de cette température, indispensable pour les faire disparaître.

Elle dure deux heures seulement, temps nécessaire pour faire acquérir aux dissolutions lessiviennes, combinées avec la chaleur, la propriété de débarrasser complétement le linge de toutes les souillures dont il est imprégné ; tandis que, dans le système de lessivage adopté dans les établissements anglais, la lessive est de trop courte durée pour être bonne.

Cette méthode a le privilége de supprimer l'essangeage, le savon, l'eau de javelle, le bleu, le battoir, les brosses et tous autres agents chimiques ou mécaniques pouvant user ou détruire les tissus. — Les laveuses, après avoir retiré le linge de la cuve, n'ont plus qu'à le rincer purement et simplement dans une eau claire, et toutes les opérations du lessivage sont faites.

Elle réduit en conséquence des deux tiers le temps employé au lavoir par les blanchisseuses et rend au linge son éclat brillant.

Elle économise 75 0/0 du combustible, en ce qu'il suffit de chauffer une très-petite quantité d'eau.

Elle diminue de plus de 50 0/0 la dépense des dissolutions alcalines, en substituant à la soude pure de la soude carbonatée.

Elle conserve les tissus, qui ne sont plus fatigués par les longues manipulations et les agents chimiques les plus actifs, la lessive ayant besoin de beaucoup moins de force que dans tout autre système et cette force diminuant toujours à mesure que l'eau condensée passe à travers le linge.

Les craintes que pourraient émettre les ménagères de voir leur linge brûlé par la vapeur sont sans fondement; cette vapeur ne devant jamais dépasser la température de l'eau bouillante, c'est-à-dire 100° centigrades, ne peut ni brûler, ni altérer les tissus.

*En résumé, l'application de cette précieuse mé-*
*thode aux lavoirs publics à prix réduits, est la solu-*
*tion la plus pratique du problème soulevé par l'Em-*
*pereur. Elle procure aux classes ouvrières une*
*économie de plus de 60 0/0, diminue des 2/3 le*
*temps du travail au lavoir, et place les laveuses dans*
*des conditions hygiéniques telles que leur santé ne*
*peut plus être altérée par les opérations du blanchis-*
*sage.*

*La dépense mensuelle d'un ouvrier pour le blan-*
*chissage de son linge peut être ramenée au prix très-*
*réduit de 0 fr. 80 c. au lieu de 2 fr. 10 c., qu'elle*
*lui coûte dans les conditions actuelles.*

Si, en dehors de l'application de cette méthode
aux lavoirs publics, on veut pour un instant examiner au point de vue général les conséquences à espérer de la substitution du lessivage à la vapeur
d'eau aux procédés anciens, on trouve des résultats
dignes de fixer l'attention des hommes d'État et des
économistes.

Le blanchissage du linge coûte annuellement en
France plus d'un milliard, abstraction faite des
frais de séchage et de repassage, entièrement indé-
pendants de ceux du lessivage.

Cadet Devaux a constaté, en 1804, que le blanchissage de 1,000 kilog. de linge revenait à 220 fr. et que l'opération nécessitait l'emploi de 44 lavandières.

Depuis cette époque des améliorations et des perfectionnements ont été apportés dans les fourneaux et les appareils des établissements spéciaux ; M. Péclet a fixé, en 1843, les frais de lessivage à 150 fr. les 1,000 kil. Le nombre des ouvrières laveuses n'avait pas diminué, et la dépense des lessives faites dans les ménages paraît être restée à peu près la même.

Par le lessivage à la vapeur d'eau, le blanchissage de 1,000 kil. de linge coûte 36 fr. seulement ; savoir :

12 f. 50 c.  prix de 50 kil. de cristaux de soude ;

  3   50     valeur du combustible ;

20    »      prix de 10 journées de laveuses.
_____
36    »
~~~~~~~~~

Du rapprochement de ces dépenses, il résulte en faveur de la méthode Chaptal une différence de plus de 75 0/0, en prenant, même pour terme de

comparaison du côté des procédés anciens, le chiffre
de 150 fr., applicable uniquement aux blanchisse-
ries industrielles ; cette différence ferait une économie de plus de 700 millions de francs qui seraient
rendus à l'agriculture, au commerce ou à l'industrie.

# CHAPITRE III.

## Application du lessivage du linge à la vapeur d'eau dans les lavoirs et bains publics à prix réduits, d'après le système breveté de M. Guillaume.

Le lessivage du linge à la vapeur d'eau est, de tous les procédés connus, le plus prompt, le plus économique, le plus salubre ; l'examen et la comparaison établis dans le chapitre précédent ne laissent aucun doute à cet égard. Il importait de l'appliquer aux lavoirs et bains publics destinés à l'usage des classes ouvrières. Un architecte, connu déjà par la bonne installation de plusieurs établissements industriels de cette nature, qu'il a construits à Paris et dans la banlieue d'après les systèmes anciens, M. Guillaume a heureusement résolu le problème, en faisant une nouvelle application du principe à un appareil de son invention, pour lequel il a obtenu un brevet de quinze ans.

Cet appareil a le mérite d'être disposé de manière

à pouvoir lessiver en deux heures de temps 1,200 kilog. de linge. Combiné avec les autres dispositions prises pour desservir un établissement de bains, il fonctionne sans nécessiter la moindre augmentation de combustible.

M. Guillaume connaissait parfaitement les besoins de la population ouvrière, avec laquelle il s'est trouvé bien des fois en contact et pour laquelle il a été le premier à créer, à Paris, dès 1846, un établissement où bains et lavoir se trouvent réunis ; il a conçu un projet de lavoir et bains publics à prix réduits, qu'il a soumis à l'examen de la commission ministérielle. Cet examen lui a été d'autant plus favorable que son projet a été déclaré le meilleur, le mieux étudié et le plus complet de tous ceux qui ont été présentés.

Les plans peuvent s'adapter, suivant l'importance des populations, à des établissements de plusieurs classes : les frais de construction sont comparativement moins élevés que ceux bâtis sur les anciens systèmes de blanchissage.

Chacun de ces lavoirs et bains publics comprend : au rez-de-chaussée, une coulerie avec ses appareils de lessivage ; un lavoir garni de bassins nécessaires

au rinçage du linge et dans lesquels l'eau se renouvelle à volonté ; un séchoir à air chaud, d'une nouvelle
et heureuse disposition ; des salles de repassage et
une salle de garde pour les enfants du premier âge.

Au premier étage, des cabinets de bains, chauffés
pendant l'hiver et divisés en deux parties, l'une pour
les hommes, l'autre pour les femmes.

Par des motifs faciles à comprendre et déduits
d'ailleurs dans le cours de cet ouvrage, M. Guillaume a préféré le système du lessivage en commun,
non-seulement comme plus économique et plus
avantageux pour le blanchissage du linge, mais
encore comme s'adaptant mieux aux habitudes et
aux mœurs françaises.

Dans l'intérêt des ménagères et ouvrières fréquentant ces établissements, et pour leur faciliter
les moyens de blanchir, sécher et repasser leur linge
dans le moins de temps possible, la lessive a lieu
la nuit, hors leur présence, par les soins des agents
du lavoir. Le linge sale, apporté sec la veille du
jour où l'ouvrière peut disposer de son temps pour
laver, est pesé, puis trempé dans la dissolution
alcaline ; il macère de 4 heures du soir à 1 heure
du matin ; il est ensuite encuvé ; à 2 heures il reçoit

la vapeur, à 4 heures la lessive est faite. Le matin, à l'ouverture du lavoir, le linge est retiré du cuvier et remis à chaque intéressée aussitôt qu'elle le réclame.

Jusque là, les ouvrières n'ont eu qu'à apporter leur linge à l'établissement et à le reprendre tout lessivé. Il ne s'agit plus pour elles que de le rincer dans une eau claire, afin de le débarrasser des eaux lessiviennes et des dissolutions savonneuses, formées naturellement pendant l'opération, sous l'action d'une température de 100° centigrades, par la combinaison de l'alcali avec les parties grasses dont le linge de corps, de table et de cuisine se trouve imprégné.

Ce rinçage, on le comprend, demande peu de temps ; porté immédiatement après à l'essoreuse, le linge, en moins d'une minute, est dépouillé de la moitié de l'eau qu'il contient; livré ensuite au séchoir à air chaud, il est rendu 20 minutes après, complétement séché et prêt à être repassé. L'opération du repassage a lieu avec plus ou moins de rapidité, suivant l'habileté de la personne chargée de l'exécuter.

Selon M. Guillaume, le temps employé au lavoir

par une ménagère pour blanchir 4 kilog. de linge
sec, sali pendant une semaine par une famille d'ouvriers composée de quatre personnes et représentant la quantité de linge prise pour base dans les
calculs de la Commission, ne peut dépasser 2 heures.
Il répartit ce temps de la manière suivante :

|  | h. | m. |
|---|---|---|
| Rinçage et essorage. . . . | » | 20 |
| Séchage. . . . . . . . . | » | 20 |
| Repassage. . . . . . . . | » | 40 |
| Aller et retour deux fois. . | » | 30 |
|  | 1 | 50 |

Les méthodes de blanchissage pratiquées dans
les lavoirs publics de France et d'Angleterre exigent sept heures, ainsi que l'a constaté la commission ministérielle.

Pour éviter toutes discussions entre les agents
du lavoir et les laveuses, M. Guillaume a pris pour
ses tarifs une autre base que celle adoptée jusqu'ici
dans les lavoirs français et anglais.

Le lessivage et le séchage donnent seuls droit à
une perception de 12 c. 1/2 par kilogramme de
linge gros et moyen apporté sec au lavoir, et de
17 c. 1/2 pour une quantité égale de linge fin.

Dès lors, rien n'est plus laissé à l'arbitraire des buandiers.

La place au lavoir, quelque temps qu'on y reste, l'eau, l'emploi des essoreuses, le repassage et l'usage de la salle de garde des enfants sont gratuits.

La dépense de 4 kilogrammes de linge se trouve ainsi réduite à 80 c. au lieu de 2 fr. 10 c. ; elle se divise de la manière suivante :

| | | |
|---|---|---|
| Rétribution au lavoir, 4 kilog. à 12 1/2. . . . . . . . . | » 50 c. | » 80 c. |
| Temps employé par l'ouvrière, deux heures, à raison de 1 fr. 50 c. pour une journée de dix heures. . . . . . | » 30 c. | |

Enfin, pour remplir toutes les conditions du programme et assurer à l'ouvrier la propreté du corps en même temps que celle des vêtements, M. Guillaume établit pour les bains le tarif très-réduit de 20 c., sans linge, et de 25 c. avec linge; ce qui constitue une économie de plus de 50 0/0 sur la moyenne du prix en vigueur dans les établissements de bains de Paris.

Ainsi, moyennant 1 fr. par mois, ou 12 fr. par an, à Paris, chaque membre d'une famille d'ouvriers peut prendre 12 bains par an, et avoir son linge parfaitement blanchi; il obtient une économie de 13 fr. 20 c., qui, appliquée à la population ouvrière de Paris, évaluée à 200,000 âmes, représenterait une somme annuelle de 2,640,000 fr. à employer à d'autres besoins.

Sous le double rapport de l'hygiène et de l'économie, la situation des classes laborieuses est améliorée; c'est ce que l'Empereur a voulu déterminer par la création des lavoirs et bains publics à prix réduits.

*Tableau comparatif des dépenses de blanchissage d'une famille composée de quatre personnes, salissant, à Paris, 84 pièces de linge par mois.*

| DANS LES CONDITIONS ACTUELLES, sans bain. | | | | D'APRÈS LE NOUVEAU SYSTÈME, avec un bain par mois pour chaque membre de la famille. | | | |
|---|---|---|---|---|---|---|---|
| PAR AN. | | PAR MOIS | | PAR AN. | | PAR MOIS. | |
| pour la famille. | pour une personne | pour la famille. | pour une personne | pour la famille. | pour une personne | pour la famille. | pour une personne |
| fr. c. | fr. c. | fr. c. | fr. c. | fr. c. | fr. c. | fr. c. | fr. c. |
| 100 80 | 25 20 | 8 40 | 2 10 | 48 » | 12 » | 4 » | 1 » |

Les tarifs ci-dessus sont applicables à la ville de

Paris ; ils pourraient l'être également à toute autre localité ; mais les conditions matérielles de chaque ville étant différentes, ils varieront naturellement suivant les prix de main-d'œuvre et de combustible, et en raison des dépenses plus ou moins élevées des frais de premier établissement. La gratuité du terrain, celle des concessions d'eau, la valeur du charbon de terre ou du bois, seront des considérations déterminantes capables de modifier ces tarifs ; mais on peut assurer à l'avance que nulle part on ne rencontrera des motifs d'élever les droits de perception au profit des établissements au-delà de ceux arrêtés pour les lavoirs et bains publics de la ville de Paris.

# DESCRIPTION

## PLAN D'ÉTABLISSEMENT MODÈLE

### DE LAVOIRS ET BAINS PUBLICS

A PRIX RÉDUITS

DANS LEQUEL LE BLANCHISSAGE EST FAIT A LA VAPEUR.

Quelle que soit son importance, chaque établissement doit remplir toutes les conditions d'hygiène, de bon marché et de prompte et facile exécution : la seule différence est dans les dimensions à donner aux constructions et dans le nombre des appareils nécessaires au lessivage et aux bains : constructions et appareils à calculer sur la population appelée à fréquenter les lavoirs et bains publics. — Un établissement de 4ᵉ classe, de 17,000 fr., doit répondre à tous les besoins, aussi bien que celui de 1ʳᵉ classe, qui coûte 150,000 fr.

Pour faciliter l'intelligence des plans dressés par M. Guillaume et qui sont placés à la fin de cet ouvrage, il va être donné une description complète d'un établissement de 1<sup>re</sup> classe ; divisée en deux parties, comprenant : l'une, tout ce qui a rapport au lavoir ; l'autre, ce qui concerne les bains ; elle fera mieux comprendre l'utilité et la fonction de chaque chose.

## PREMIÈRE PARTIE.

### Description du lavoir.

Le lessivage à la vapeur donne lieu à trois opérations seulement : le trempage, le lessivage ou coulage, le rinçage. Les deux premières ont lieu dans la coulerie, la troisième dans le lavoir. Une quatrième, applicable à tous les systèmes de lessivage, est le séchage ; elle est exécutée sous la coulerie. Les appareils affectés à chacune de ces opérations seront décrits dans un paragraphe spécial.

### § I<sup>er</sup>. — COULERIE.

Avant de présenter la disposition de cette partie de l'établissement, il est à propos de faire connaître ici quel est le but de l'appareil du lessivage et la cause de sa création.

L'application de la vapeur d'eau au lessivage du linge n'avait pu se faire jusqu'ici dans les lavoirs publics. L'expérience avait prouvé l'impossibilité de lessiver à la fois une grande masse de linge en quelques heures. La durée de l'opération était proportionnée à la quantité de linge à blanchir; on avait reconnu qu'au-delà de 300 kilogrammes de linge sec, la lessive ne pouvait s'opérer en deux heures. Or, les lavoirs publics de Paris, entre autres, étant généralement établis pour blanchir 1,200 kilogrammes de linge par jour, il fallait trouver le moyen d'exécuter le lessivage de cette masse de linge dans le même espace de temps que si on opérait sur 300 kilogrammes seulement.

L'appareil ci-après décrit a résolu le problème. Le linge est divisé dans quatre cuviers, au lieu d'être massé dans un seul; la vapeur de la chaudière se divise elle-même dans les quatre cuviers et s'élève dans chacun d'eux au même moment, imprimant au linge une chaleur progressive, portée à 100° centigrades.

Cette nouvelle application de la vapeur, due aux

difficultés de prompte exécution qu'il fallait vaincre, autorise à croire qu'en suivant ce principe de division, il serait possible d'opérer sur une quantité de linge beaucoup plus grande, en multipliant les cuviers.

La coulerie contient :

1° L'appareil du lessivage composé de cinq cuviers, n°s 1, 2, 3, 4 et 5, et d'une chaudière à vapeur n° 6, avec ses deux bouilleurs ; sur cette chaudière s'élève un récipient de vapeur, distribuant par quatre robinets en bronze, n°s 7, 8, 9 et 10, la vapeur dans les cuviers 1, 2, 3 et 4 ;

2° Une machine à vapeur n° 11, de la force de 3 chevaux effectifs, chargée d'élever l'eau dans les trois grands réservoirs et dans les petits bassins du lavoir, ainsi que dans les trois réservoirs des bains.

3° Un bassin en pierre dure, n° 12, pour la préparation de la lessive alcaline ; ce bassin est divisé en deux parties, l'une pour tremper le linge le plus sale, l'autre pour le linge moins sali ;

4° Quatre cuviers n°s 13, 14, 15 et 16, pour la macération du linge :

5° Deux vases en bois, n°ˢ 17 et 18, pour mesurer le carbonate de soude ;

6° Deux étagères en bois blanc, n°ˢ 19 et 20, sur lesquelles le linge est déposé au fur et à mesure qu'il est retiré du cuvier ;

7° Une étagère double, n° 21, pour le linge sec, apporté à chaque instant du jour ; la plus grande partie de cette étagère est affectée au linge blanc, le surplus est pour le linge de couleur ;

8° Une table, n° 22, occupant, avec le bureau du receveur, la façade de la coulerie ; cette table est destinée à recevoir le linge sec, au moment où les laveuses l'apportent pour le faire lessiver ou sécher ;

9° Une trappe, n° 23, pour descendre le linge blanchi et essoré dans le séchoir à air chaud ;

10° L'enfer, n° 24, précédant le fourneau de la chaudière à vapeur, et conduisant aux étuves du séchoir et à la cave au charbon ;

11° Le bureau du receveur, n° 25, ayant vue sur l'entrée et sur toutes les parties du lavoir ; cette position permet au principal agent de l'établissement de surveiller la coulerie, de recevoir, sans déplacement, de chaque laveuse, le prix du lessivage et du séchage du linge, sans que personne puisse avoir accès dans la coulerie.

Chacun des cuviers nos 1, 2, 3, 4, est construit en bois de sapin blanc de 6 centimètres d'épaisseur, garni, dans tout son pourtour intérieur, de tringles de 4 centimètres d'épaisseur et espacées aussi de 4 centimètres.

Le fond du cuvier est un disque mobile, construit en bois de sapin, de 34 millimètres d'épaisseur, fixé sur un assemblage de quatre traverses en bois de sapin, supporté par huit pieds en même bois, reposant sur la cuvette en zinc ci-après décrite. Ce fond mobile est percé de cinq trous de 12 centimètres de diamètre chacun, dans lesquels on fixe cinq colonnes en bois de sapin, qui se placent et se déplacent à volonté.

Chaque cuvier reçoit la vapeur de la chaudière par un tuyau en cuivre, terminé par une pomme d'arrosoir en même métal, prenant naissance à la chaudière et ayant son autre exrémité placée entre la cuvette de zinc et le disque mobile du cuvier.

Au-dessous du fond mobile repose une cuvette en zinc, percée au centre d'un trou pour écouler sous le sol, et vers le cinquième cuvier, la lessive alcaline et la vapeur condensée qui s'égouttent des cuviers pendant l'opération du coulage.

Le cuvier n° 5 est destiné au linge de couleur, dans le cas où on croirait nécessaire de ne pas le soumettre à l'action de la vapeur ; il est placé au-dessus de la petite chaudlère n° 25 *bis*. L'élévation de la lessive se fait, soit par l'ébullition ordinaire dans cette chaudière, placée à l'extrémité du fourneau de la machine à vapeur, soit au moyen d'une prise de vapeur.

Chacun des cuviers est garni d'un couvercle en cuivre, ou en tôle étamée, agissant au moyen de poulies et de contre-poids.

Afin de rendre le service d'encuvage et de décuvage plus facile, un banc de sapin est établi autour des cuviers de l'appareil.

§ II. — LAVOIR.

Le lessivage du linge s'opérant pendant le coulage par la combinaison de l'alcali et des parties grasses dont les objets à blanchir sont imprégnés, sous une température régulière de 100°, il ne reste plus qu'à rincer et à aiguayer le linge ; ce qui dispense d'avoir recours à l'eau chaude et à l'eau de lessive, ou aux dissolutions savonneuses, comme dans les autres systèmes de blanchissage. Le lavoir est, en conséquence, établi pour recevoir de l'eau froide seulement ; il contient :

1° Trois grands bassins ou réservoirs en pierre, n°ˢ 26, 27 et 28, alimentant chacun 28 petits bassins, ou 84 pour les trois, divisés en stalles, afin de laisser chaque laveuse rincer son linge séparément, en renouvelant l'eau à sa volonté.

Les calculs établis dans l'un des chapitres précédents démontrent que ce nombre de places est plus que suffisant pour le rinçage de 1,200 kilog. de linge lessivé par jour. — En effet, accordant à chaque laveuse une heure, au lieu de 30 minutes, pour rincer 4 kilogrammes de linge, en 10 heures, 840 lavandières pourraient se succéder au lavoir et blanchir près de trois fois autant de linge qu'il en aurait été lessivé ;

2° Six essoreuses, n°ˢ 29, 30, 31, 32, 33 et 34, destinées à faciliter aux ouvrières le moyen de purger le linge de la moitié de l'eau qu'il contient ;

3° Deux pièces pour le repassage du linge nᵒˢ 35
et 36, garnies chacune de 14 places, de fourneaux
et de fers marqués AB, ainsi que de 2 presses CD ;

4° Au fond du lavoir et entre les deux salles de
repassage, une pièce, nᵒ 37, destinée à garder les
enfants du premier âge, pendant le travail de leur
mère.

5ᵉ Enfin dans l'angle opposé à l'entrée du lavoir
et derrière l'escalier des bains, des lieux d'aisance
pour les ouvrières occupées au lavoir.

## § III. — SÉCHOIR.

Le séchoir soulevant des questions importantes
sous le rapport de la prompte exécution du séchage
et de l'économie à apporter dans la consommation
du combustible, il convient d'entrer ici dans quelques détails sur sa construction et sur sa manière de
fonctionner.

Le problème à résoudre dans le séchoir consiste
à vaporiser l'eau contenue dans le linge et à faire
échapper, par un moyen quelconque, la buée résul-

tant de la vaporisation, pour éviter qu'elle retombe en pluie fine sur les objets à sécher.

Le système adopté est l'action simultanée de l'air chaud et de la ventilation; voici les dispositions prises pour en assurer le succès.

Le séchoir est divisé en 9 étuves de petite dimension, indépendantes les unes des autres, et placées sous la coulerie. Il est chauffé par un calorifère du système de M. Chaussenot, distribuant l'air chaud dans chacune des étuves et vaporisant l'eau, en l'élevant graduellement jusqu'à 100°. L'air chaud produit par le calorifère pénètre dans les 9 cellules par autant de tuyaux particuliers, garnis chacun d'un registre, pouvant à volonté s'ouvrir et se fermer complétement ou partiellement.

Autour et au fond de chaque étuve est un coffre à trois orifices, s'ouvrant et se fermant à volonté, suivant l'état de la dessiccation ; l'un de ces orifices est au milieu, les deux autres sont placés en bas et en haut du coffre, mis en communication directe avec la cheminée principale de la machine à vapeur.

Les 9 étuves forment deux groupes, séparés par un passage dans lequel se tient l'agent chargé de soigner le séchage du linge ; chacune d'elles fonctionne séparément, de manière à utiliser toute la chaleur, sans jamais en perdre, en la répandant toujours et seulement dans celles des étuves où se trouve du linge à sécher.

La hauteur du séchoir est de $2^m,50$. Le linge est jeté par une trémie et tombe sur une table placée dans le passage central ; il est remonté au moyen d'une poulie.

Le linge, reçu par l'agent du séchoir, est étendu dans l'une des cellules, non par pièce, comme on fait à air libre, mais par paquet, sur des tringles en zinc. Suivant la quantité placée dans l'étuve et l'état d'humidité du linge, l'agent ouvre plus ou moins le registre du tuyau distribuant l'air chaud. Cet air, en s'échappant, s'élève à la partie supérieure du séchoir et s'empare de l'humidité la plus intense. — L'ouvrier sécheur ouvre l'orifice supérieur pour débarrasser l'étuve de la vapeur produite ; puis il ouvre successivement l'orifice du milieu et celui du bas, en fermant aussi successivement ceux qui ont été ouverts les premiers. L'eau contenue dans le linge se vaporise et s'élance dans la cheminée d'appel, où elle disparaît complétement. — Les objets soumis à l'action du séchoir sont ainsi promptement amenés à l'état de siccité désirable.

Pour diriger l'ouvrier sécheur dans les opérations qui lui sont confiées, la porte de chaque cellule est garnie de trois carreaux de verre, placés en face de chacun des orifices. — La vapeur dégagée du linge, venant se déposer successivement sur chacun de ces carreaux, le ternit et indique celui des orifices qu'il convient d'ouvrir. — Si la buée acquiert une trop grande densité et se maintient à la partie inférieure, il ne doit pas hésiter à ouvrir l'orifice du bas ; si c'est, au contraire, dans la partie intermédiaire, il faut qu'il ouvre celui du milieu.

Au moyen de cet appareil, les **1,200** kilog. de linge lessivés par jour peuvent être séchés avec 200 kilog. de houille. — Les calculs sont basés sur les considérations suivantes :

Le linge, après être passé aux essoreuses, contient moitié de son poids d'eau, c'est-à-dire 600 kil. à vaporiser.

Un kilogramme de houille évapore 6 kilog. d'eau, quand le combustible agit directement sous le récepteur. L'action du calorifère, n'étant pas directe, ne peut prétendre au même résultat; mais la pratique prouve tous les jours que l'appareil de chauffage de M. Chaussenot utilise plus de 50 0/0 du combustible. Réduisant son effet à cette base, 200 kilog. de houille suffisent dès lors pour sécher 1,200 kilog. de linge.

### § IV. — BAINS.

Les bains sont au premier étage, élevés au-dessus de la coulerie; ils ont une entrée particulière et comprennent :

1° Une salle d'attente ;

2° Douze cabinets de bains divisés en deux parties distinctes, l'une réservée aux hommes, l'autre aux femmes ;

3° Trois grands réservoirs, construits en forte tôle galvanisée; celui du centre contient l'eau chaude, chauffée jusqu'à l'ébullition, par un serpentin en cuivre, au moyen d'une prise de vapeur, faite sur la chaudière de l'appareil du lessivage, ou par l'échappement de la vapeur perdue de la machine ;

4° Une chambre servant de domicile au mari et à la femme désignés pour la délivrance des bains ;

5° Une lingerie ;

6° Des cabinets d'aisance.

L'eau des bains et du lavoir est fournie soit par une prise d'eau en rivière, soit par un puits artésien, ou par tout autre moyen d'alimentation ; elle est élevée dans les différents réservoirs par des pompes à deux corps, mises en action par la machine à vapeur fonctionnant pendant huit heures de la journée.

Cent bains délivrés par jour exigent 30,000 litres d'eau, accordant à chacun 300 litres, au lieu de 260 rigoureusement nécessaires, à . 30,000 lit.

Pour le rinçage de 1,200 kilogrammes de linge, lessivés à la vapeur, on compte 60,000 litres d'eau, soit 50 litres par kilogramme. . . . . 60,000 lit.

La quantité d'eau nécessaire à l'établissement est par jour de. . . . . 90,000 lit.

Pour l'élever dans les réservoirs, la machine à

vapeur de trois chevaux a une puissance plus forte qu'il n'est utile.

Un cheval-vapeur éleve 75 kil. d'eau à un mètre par seconde ; si la hauteur à parcourir est de 20 mètres, cas extrêmement rare, il élèvera à cette hauteur, par seconde, 3 kil. 750 grammes d'eau.

Or, la machine fonctionnant huit heures, donnera 324,000 kilogrammes ou litres d'eau ; accordant aux frottements et au rendement des pompes la moitié de la force, il reste 162,000 litres pour en fournir 90,000.

Pour élever de 0 à 30° les 30,000 litres d'eau des bains et de 0 à 110° les 1,200 litres d'eau de la lessive, ainsi que pour faire fonctionner la machine à vapeur, on évalue à 400 kilog. de houille par jour la consommation du combustible. Cette évaluation est faite sur des bases indiquées par la science et confirmées par l'expérience pratique ; il serait superflu d'entrer ici dans les détails d'un calcul vérifié tant de fois.

Les fourneaux des deux salles de repassage consommeront chacun 30 kilog. de houille.

Le chauffage de la salle de garde des enfants

n'entraîne à aucune dépense de combustible ; il est produit par un courant d'air atmosphérique introduit dans un récipient de chaleur prise sur les deux fourneaux des salles de repassage, et traversant les deux foyers.

Les plans et devis d'un établissement modèle de première classe, tel qu'il vient d'être décrit, fixent à 150,000 fr. le prix auquel il reviendrait, compris le terrain, les appareils, objets mobiliers, etc., etc.

Le coût d'un établissement de deuxième classe serait de. . . . . . . . . . . 80,000 fr.

Celui d'un établissement de troisième classe serait de . . . . . . 26,000 fr.

Et celui de quatrième classe, destiné à des communes moins importantes, serait de. . . . . . . . . . 17,000 fr.

## DEUXIÈME PARTIE.

### Description des opérations du lessivage à la vapeur.

Pour terminer ce chapitre, spécialement consacré au lessivage du linge à la vapeur, il est indispensable d'entrer dans les détails des opérations qu'entraîne ce mode de blanchissage.

Ces opérations sont au nombre de trois :

La préparation du linge ;

Le coulage ;

Le rinçage.

### § I<sup>er</sup>. — PRÉPARATION DU LINGE.

La préparation du linge consiste à imprégner de lessive alcaline les objets destinés à être blanchis. Il importe qu'elle soit bien faite. Les conditions dans lesquelles elle doit avoir lieu sont les suivantes :

L'eau de pluie ou de rivière est celle qu'on doit préférer pour préparer la dissolution alcaline.

La quantité d'eau nécessaire à cette préparation est calculée sur le poids du linge à blanchir : elle doit être égale à ce poids. Ainsi, pour 1,200 kilog. de linge sale pesé sec, il faut 1,200 kilog. ou 1,200 litres d'eau.

La malpropreté du linge détermine la quantité

de carbonate de soude à faire dissoudre. Le linge le plus sale, tel que celui de cuisine, ne nécessite pas au-delà de 5 0/0 de son poids sec ; il suffit de 4 0/0 pour toute autre espèce.

Dans la pratique, on a reconnu que le 1/3 du linge d'une lessive pouvait être mis dans la première catégorie ; admettant cette base, pour une lessive de 1,200 kilog. de linge, il faut :

1° 20 k. de carbonate de soude représentant 5 0/0, de 400 k. de linge très-sale ;

2° 32 k. de carbonate de soude représentant 4 0/0, de 800 k. de linge moins sale;

52 k. pour la lessive entière.

Les cristaux de soude sont dissous, soit à chaud, soit à froid, dans 100 litres d'eau pour 100 kilogrammes de linge.

En conséquence, pour une lessive de 1200 kilogrammes de linge, telle qu'elle a toujours été prise pour exemple dans le cours de cet ouvrage, 20 kilogrammes de carbonate de soude sont dissous à part dans 400 litres d'eau, pour le linge le plus sale, et les 32 kilogrammes de surplus le seront dans les 800 litres d'eau restants.

Ces dissolutions ont à la main la douceur de l'eau de savon : celle préparée pour le linge le moins sali pèse 1 à 1° 1/2, l'autre peut être portée à 3°. Elles sont donc incapables de dépouiller les mains des agents de la coulerie, comme l'ont prétendu certains adversaires de la méthode.

Il est complétement inutile de forcer la lessive en alcali ; elle n'aurait pas plus d'action sur le linge, et aurait l'inconvénient de coûter plus cher. On a remarqué, au contraire, que la lessive à 1° opérait avec bien plus de succès que celle marquant 3° et 4°, sur le linge peu sali.

Quand la dissolution est faite, il s'agit d'en imprégner le linge. M. Bourgnon de Layre est d'avis de la faire macérer pendant 24 heures dans la lessive. L'expérience faite et répétée chaque jour prouve que la macération n'est utile que pour le linge très-sale, et encore des praticiens prétendent-ils qu'on peut s'en passer en toutes circonstances ; ils appuient leur raisonnement sur un fait facile à contrôler : suivant eux, le linge ne pouvant prendre plus d'eau que son poids, le laisser macérer ne saurait le pénétrer plus que ne le ferait un trempage bien fait.

Cependant, quoique les procédés du lessivage aient besoin d'être très-expéditifs, surtout dans un lavoir public, où les objets à lessiver sont apportés à chaque instant de la journée, pour être repris le lendemain matin, il importe de leur assurer toute l'efficacité désirable. Or, comme ce qui abonde ne vicie pas dans une pareille occurrence, sans combattre les théories des adversaires de la macération, et sans rechercher davantage si cette opération, par son influence sur le linge sale, prédispose les taches et les souillures à disparaître plus facilement, il est un terme moyen à prendre, qui permet d'utiliser, dans une certaine mesure, les indications de M. Bourgnon de Layre, sans nuire à la prompte exécution du lessivage.

Dans les lavoirs publics de Paris, le linge à lessiver est reçu jusqu'à midi; dans ceux à établir, il peut l'être jusqu'à 4 heures du soir. L'encuvage pour le lessivage se faisant à une heure du matin, la macération aura une durée moyenne de 12 heures.

Le trempage et la macération se font en conséquence dans les conditions suivantes :

Les dissolutions alcalines sont versées chacune

dans le bassin de trempage n° 12, qui lui est affecté; au fur et à mesure que le linge est apporté,
il est immergé dans l'une ou l'autre division de ce
bassin, suivant son état de malpropreté; retiré du
trempage, après avoir été parfaitement imprégné
de lessive et avoir été légèrement exprimé pour
l'empêcher d'emporter une quantité de dissolution
alcaline trop considérable, il est placé et foulé successivement dans l'un des cuviers de macération;
forcé de rester ainsi jusqu'au moment de l'encuvage,
et pressé par la masse qui s'augmente à chaque
instant, il macère effectivement environ 12 heures,
temps plus que suffisant pour être assuré que toutes
les parties des objets encuvés sont parfaitement im-
bibées et imprégnées. Autant que possible les agents
chargés du trempage doivent avoir soin de diviser
en trois catégories le linge qui leur est confié : le
linge de couleur; le linge le plus sale; le linge
moins sali.

Des cuviers de macération pourraient être affectés
spécialement à chacune de ces catégories.

Pour faciliter l'encuvage d'une part, et de l'autre
réserver au linge le moins sali la partie la plus
propre de la dissolution alcaline, il conviendrait de

commencer à imprégner de lessive le linge le plus fin, ensuite celui de corps, les draps, les nappes et les serviettes.

Le travail rapide d'un grand établissement ne permettra pas toujours d'agir avec autant de soin ; on doit peu s'en préoccuper : le lessivage à la vapeur n'a pas les mêmes inconvénients que celui des anciens systèmes ; il communique à tous les objets encuvés une température régulière de 100° centigrades, et détruit ainsi toutes les causes de putridité et de corruption qui peuvent exister dans certaines pièces de linge.

§ II. — COULAGE.

La multiplicité des cuviers de l'appareil donne la possibilité de diviser le linge suivant son état de malpropreté et de grosseur : on peut profiter de cette heureuse disposition pour ne pas placer dans un même cuvier des objets très-sales avec d'autres qui le seraient moins. Cette précaution est plutôt indiquée dans le but de satisfaire les craintes et les préjugés des clients des lavoirs, que dans l'intérêt du lessivage. On a vu plus haut que le lessivage à la vapeur n'a pas, comme dans les anciens procédés, l'inconvénient de ramener sur le linge trente à quarante fois des dissolutions alcalines salies par toutes les souillures qu'elles enlèvent aux objets soumis à leur action en les traversant.

Il convient également de ne pas mettre le linge de couleur avec le linge blanc, afin d'éviter que les couleurs mauvais teint déchargent sur ce dernier et le colorent.

On peut faire l'encuvage sans avoir besoin de recourir à l'emploi des charriers, comme dans les anciens procédés. Cependant pour empêcher le linge de s'appliquer trop immédiatement contre les parois du cuvier, ce qui mettrait obstacle à l'ascension de la vapeur, il vaut mieux garnir chaque cuvier d'un charrier ; c'est le moyen le plus certain de conserver dans toute leur hauteur les ouvertures ménagées à la circonférence du cuvier, par les tringles espacées de 4 centimètres les unes des autres.

Le charrier posé, on place au fond du cuvier le linge le plus sale, pour arriver à déposer sur le haut celui le plus fin et le moins sali. On le jette par paquet, sans le fouler, afin que la vapeur puisse le pénétrer plus facilement. La seule attention à apporter est de le placer le plus également que le permet un travail rapide, et de laisser entre le linge et le couvercle du cuvier un espace d'environ 10 centimètres.

L'encuvage terminé, on retire avec soin les cinq colonnes de bois bouchant les cinq trous pratiqués au fond du cuvier; les places qu'elles occupaient forment autant de cheminées pour le passage de la vapeur à travers le linge, cheminées qu'il faut avoir la précaution de boucher à la partie supérieure par des draps, ou autres objets assez épais, pour empêcher la vapeur de s'échapper trop rapidement. Les charriers sont ensuite rabattus sur le tout, et le couvercle du cuvier abaissé.

On comprend dès-lors comment la vapeur fonctionne dans l'appareil : elle monte graduellement dans la masse du linge. Si l'espace existant entre chaque tringle garnissant la circonférence du cuvier et les cinq cheminées ménagées dans l'intérieur, sont autant de passages par lesquels elle peut promptement s'élever à la partie supérieure, elle trouve, à cette hauteur, des obstacles qui l'obligent à chercher d'autres issues, et par conséquent à pénétrer dans la masse. C'est ainsi que, dans un délai de deux heures seulement, elle monte successivement et progressivement de bas en haut, et donne à tout le linge une température régulière de 100° centigrades.

Dès que le cuvier est fermé, il ne s'agit plus que d'introduire la vapeur. Le maître couleur, avant d'ouvrir le robinet, doit avoir soin de consulter son manomètre pour s'assurer si elle a 100°. Cette température ne pourrait jamais être dépassée, à quelque moment que ce soit de l'opération, sans inconvénient ; il faut donc la régulariser.

Lorsque la vapeur s'élève au-dessus du cuvier par les jours que le couvercle peut laisser, l'opération du lessivage est terminée. Pour s'en assurer, il est un moyen bien simple : c'est d'introduire dans le cuvier un thermomètre à mercure ; s'il marque 100° centigrades, on n'a point à hésiter, il faut fermer le robinet de vapeur ; l'opération est complète.

La pratique indiquera, du reste, aux agents de la coulerie d'autres moyens particuliers et bien simples

5

de connaître le moment d'arrêter l'émission de la vapeur.

Le décuvage se fait quelques heures après, de manière à laisser refroidir le linge.

Cette opération, telle qu'elle vient d'être décrite, peut s'appliquer aux trois catégories de linge ; mais comme certaines personnes redoutent le contact du linge de couleur, on a disposé un cinquième cuvier pour recevoir celui-ci ; la lessive et les eaux de condensation qui égouttent des quatre cuviers, peuvent être recueillies dans la chaudière au-dessus de laquelle est placé le cuvier n° 5, et servir à lessiver par immersion les objets de couleur.

Ce moyen, présenté pour répondre aux objections et aux craintes émises plus haut, est sans grand effet utile ; les couleurs mauvais teint s'affaiblissent toujours à la lessive ; aucun système de lessivage ne saurait les fixer. L'expérience déterminera si on doit recourir à l'emploi du cuvier n° 5, ou si, au contraire, on ne devra pas appliquer au linge de couleur, comme à tout autre, les procédés ci-dessus décrits.

Parmi les objets lessivés devant la Commission, il

s'en trouvait de couleur, petit teint : c'étaient des chemises à bon marché. Ils ont été retirés du cuvier et ont été lavés sans la moindre altération.

### § III. — RINÇAGE.

Le rinçage à l'eau courante est préférable à tous autres ; mais les lavoirs publics devant être disposés d'après certaines conditions hygiéniques, ne peuvent être facilement traversés par un bras de rivière ; cette situation nécessiterait des dépenses de construction très-considérables, et ne permettrait pas de ménager assez de places pour les laveuses. Il faut donc se contenter de donner aux ouvrières des bassins assez grands pour rincer à la fois une certaine quantité de linge, et leur fournir autant d'eau qu'elles peuvent en désirer, en leur laissant la faculté de la renouveler aussi souvent qu'elles le jugent nécessaire.

Le linge, sorti du cuvier à lessive, est rendu à la ménagère à laquelle il appartient, sans qu'il se commette aucune erreur. Les moyens employés dans les lavoirs publics sont très-simples. Les objets donnés à lessiver, aussitôt qu'ils ont été déposés sur la table de la coulerie, sont liés ensemble à l'une de leurs extrémités et forment un paquet, portant un numéro d'ordre en zinc, correspondant à un pareil numéro remis à la personne qui les a apportés. Lorsqu'on veut les retirer, le numéro, qu'on est tenu de représenter, les fait retrouver immédiatement.

La laveuse, après avoir repris son linge, le porte au lavoir et l'immerge dans un bassin de rinçage ; elle frotte légèrement, ou plutôt le passe dans ses mains pour exprimer les dissolutions lessiviennes qu'il contient, le trempe et l'agite ensuite dans l'eau, et tout est fini. Cette opération est facile, prompte et nullement fatigante ; elle suffit pour donner au linge tout le brillant et l'éclat que ne peuvent lui procurer les anciens procédés.

Par cette méthode, toutes les manipulations des autres systèmes de blanchissage disparaissent complétement. Comparativement aux anciens procédés qui usent et détruisent les tissus, on peut le dire, elle contribue à la conservation du linge.

# CHAPITRE IV.

**Instructions pratiques sur la construction et l'organisation des Lavoirs et Bains publics à prix réduits.**

Le but de cette nouvelle institution, comme l'a parfaitement défini le comité formé à Londres pour la propagation des lavoirs et bains publics, est d'encourager, parmi les classes ouvrières des habitudes de propreté, en leur fournissant, aux plus bas prix possibles, la facilité de prendre des bains, de laver et sécher le linge, et en mettant ainsi à la portée des plus pauvres des éléments de confort et de recherche qui, dans l'esprit du peuple, semblent inséparables d'une grande aisance.

Les administrations municipales peuvent atteindre ce résultat, et même trouver des avantages financiers dans la bonne installation et la bonne direction des établissements à construire. Les instructions suivantes pourront servir de guide à

MM. les maires, à MM. les administrateurs des hospices et autres institutions de bienfaisance.

§ 1er. — CHOIX DU QUARTIER. — IMPORTANCE A DONNER AUX CONSTRUCTIONS. — DÉPENSES DE PREMIER ÉTABLISSEMENT.

Les lavoirs et bains publics à prix réduits devant être construits en France pour l'usage seul des populations ouvrières , ont besoin d'être placés dans les quartiers populeux , à la portée des personnes auxquelles ils sont destinés. Leur mission est, pour ainsi dire , d'aller chercher le consommateur pour ne lui causer aucun dérangement, aucune perte de temps , qui , pour lui , devient une perte d'argent.

Dans les villes où la population ouvrière est considérable, il vaut mieux élever plusieurs établissements dans des proportions modestes, que d'en construire un seul, embrassant de larges circonscriptions. La surveillance est plus facile et permet de faire des économies de toute espèce qu'une installation grandiose a peine à procurer.

L'institution, créée dans un ordre d'idées économiques, ne comporte ni des dépenses de luxe, ni des constructions monumentales ; elle réclame, au

nom des personnes appelées à jouir de ses bienfaits, tout le confort désirable, rien de plus.

Les bâtiments demandent à être bien éclairés et
bien aérés, quoique le système de lessivage à la vapeur d'eau n'ait pas, comme tous les autres, l'inconvénient de vicier l'air atmosphérique par la
buée des dissolutions alcalines et savonneuses, ni
par les émanations méphitiques du linge, pendant
le travail du lavage. Les dispositions intérieures
doivent être commodes et sans complication. Construits pour deux objets spéciaux, les bains et le
blanchissage, il convient de donner aux bains une
entrée distincte de celle du lavoir, afin de diminuer
la responsabilité et la surveillance de l'administration, et de faciliter les moyens de maintenir l'ordre
dans toutes les parties de l'établissement.

Dans les grandes villes, le terrain est généralement d'un prix élevé ; il est avantageux et économique de ne pas donner un trop grand développement aux bâtiments ; de réserver, par exemple, tout
le rez-de-chaussée pour les opérations de blanchissage, et d'élever un premier étage autour du lavoir
pour l'installation des bains ; les dépenses de construction et de toiture sont ainsi bien amoindries.

L'économie et la surveillance la plus sévère devant contribuer puissamment au succès de l'institution, il importe que l'agent comptable, ou receveur contrôleur de l'établissement, puisse surveiller
la coulerie et embrasser d'un coup d'œil le lavoir,
les salles de repassage et le séchoir. Si les dispositions de l'établissement ne permettent pas d'établir
le bureau du receveur à cheval sur les entrées sépa-
rées des lavoirs et des bains, pour assurer le contrôle sur toutes les sources de revenus, il convient
de combiner un système de compteur marquant
le nombre des bains donnés, et constamment placé
sous les yeux du receveur.

Les machines et appareils doivent être simples,
solides, d'un maniement facile et disposés entre eux
pour éviter toute consommation inutile de combustible et de main-d'œuvre.

Le choix des matériaux à employer pour édifier
l'établissement, l'outiller et le meubler doit être ju-
dicieux et sévère ; il pèse d'un poids considérable
sur la dépense d'entretien.

Les bains trop prolongés produisent sur l'ouvrier
et sur la femme du peuple une susceptibilité fâcheuse, au moindre changement de température.

Pris avec mesure, à une chaleur modérée et pendant 25 ou 30 minutes, ils rendent à la peau son lustre et son activité, aux muscles et aux articulations leur vigueur et leur souplesse.

La quantité de baignoires de chaque établissement est à calculer sur le temps à accorder aux baigneurs : en Angleterre le temps est fixé à 30 minutes ; les robinets sont préparés de manière à ne pas permettre le renouvellement de l'eau, et à retirer celle des baignoires, si la demi-heure accordée pour un bain est dépassée, et si le baigneur se refuse à quitter sa baignoire, sur l'invitation qui lui en est faite.

Ces dispositions peuvent être utilement mises à profit en France ; elles permettent de satisfaire un plus grand nombre de comsommateurs, sans nécessiter une très-grande quantité de baignoires.

Les piscines sont de peu d'utilité : l'eau ne s'y renouvelle pas assez pour assurer aux baigneurs tous les avantages hygiéniques d'un bain pris isolément, et d'une eau claire que personne n'a pu souiller.

Les baignoires de première classe, dans le principe surtout, n'auraient probablement pas d'emploi, chaque ville ayant des établissements destinés aux populations aisées.

Le volume d'eau nécessaire au blanchissage et aux bains doit être calculé largement pour pourvoir à la consommation la plus forte qui puisse se faire dans chaque établissement. Il ne faut pas perdre de vue qu'à certaine époque de l'année, qu'à certains jours de la semaine, les lavoirs et bains publics sont plus fréquentés qu'à tous autres.

Chaque bain nécessite en moyenne 260 litres d'eau ; en Angleterre il n'en est accordé que 227 litres.

Le lessivage à la vapeur d'eau demande 50 litres d'eau par kilogramme de linge lavé.

Dans l'intérêt de la surveillance et de la perception des rétributions, la coulerie doit être placée sous le contrôle immédiat du receveur. Personne autre que les agents de l'établissement ne doit y être admis.

Encore bien que la méthode du lessivage à la vapeur d'eau n'ait pas les mêmes inconvénients que celle suivie jusqu'à ce jour dans les lavoirs publics, on doit bien se garder de faire de grands bassins

pour laver et rincer le linge. L'eau ne s'y renouvelle pas, ou si elle s'y renouvelle, c'est à la partie
supérieure. Toutes les ordures enlevées par le lessivage ou le rinçage tombent au fond et forment
une boue qu'on est forcé d'enlever chaque jour,
tant elle est abondante. Ces grands bassins doivent
être remplacés par de petits bassins ou baquets,
alimentés d'eau fraîche par un robinet à la main
que la laveuse fait mouvoir elle-même à volonté.

L'emploi des essoreuses est d'un avantage réel :
il économise le temps, évite à l'ouvrière de tordre
son linge, opération fatigante, presque toujours
incomplète lorsqu'elle est faite à la main, et nui-
sible à la santé des lavandières ; il n'altère en rien
les tissus, comme l'ont dit et le diront sans doute
encore longtemps les personnes esclaves de la routine.

Le séchoir est l'une des parties les plus utiles
d'un lavoir bien entendu ; il est indispensable et
complète les conditions de salubrité réclamées avec
tant d'instance dans l'intérêt des classes laborieuses.
Soit qu'à raison du climat, l'exposition à air libre
suffise, soit qu'au contraire il faille recourir à la
chaleur artificielle de l'étuve, les administrations

municipales doivent s'attacher à donner aux populations ouvrières les moyens de sécher promptement
et complétement dans l'établissement même ; elles
leur éviteront les maladies qu'engendrent les logements malsains, dans lesquels le séchage du linge
surtout concourt si puissamment à entretenir une
funeste humidité, cause générique des scrofules et
des humeurs froides dont les pauvres de nos grandes
cités sont généralement atteints.

Dans la vue de la prompte exécution du séchage,
et pour ne point faire perdre un temps toujours précieux aux mères de famille appelées à fréquenter
les lavoirs, les séchoirs à air chaud doivent être
préférés. — Ceux en usage en Angleterre, tout en
assurant une rapide opération, paraissent présenter
quelques inconvénients. Toutefois ils méritent une
attention particulière, et l'expérience pourra déterminer les perfectionnements à y apporter.

La salle de garde des enfants du premier âge,
dans un lavoir public, est une amélioration à ne
pas repousser. Quoique, dans presque toutes les
villes de quelque importance, il y ait des salles
d'asile, on ne saurait méconnaitre un fait à la connaissance de tout le monde. Beaucoup de mères de

familles ne portent pas leurs enfants dans ces utiles
établissements ; elles en sont empêchées, les unes
par l'éloignement, les autres par le manque de
temps, d'autres enfin par la répugnance qu'elles
ont à mettre leurs enfants dans un milieu qui leur
semble avoir de nombreux inconvénients. Aussi,
lorsqu'elles vont au lavoir, ou elles laissent ces pauvres petites créatures seules dans leur chambre,
abandonnées à elles-mêmes, ou elles les portent
avec elles et les placent à leurs côtés dans un ba-
quet ou dans un panier, pendant qu'elles blanchis-
sent leur linge. Sous l'influence des anciennes
méthodes de lessivage, l'évaporation des dissolution alcalines et savonneuses, ainsi que la buée des
eaux chaudes, chargées de miasmes souvent délétères, deviennent pour les enfants des causes d'af-
fections funestes.

La salle de garde des enfants de premier âge a
pour objet de donner aux mères de famille la satis-
faction de pouvoir amener leurs enfants au lavoir,
sans danger pour leur santé.

Les établissements figurés sur les planches jointes
à cet ouvrage, quelle que soit leur importance, rem-

plissent toutes ces conditions, et sont combinés de manière à répondre à tous les besoins.

Ceux de première classe contiennent, ainsi qu'il a été expliqué précédemment :

1° Douze baignoires, avec possibilité de les porter au double.

Pour commencer, ces douze baignoires sont suffisantes. En été, les bains, ouverts de six heures du matin à dix heures du soir, donnent seize heures de travail. Chaque baignoire pouvant être occupée deux fois en une heure, et, pour faire un calcul plus rigoureux, trois fois en deux heures, en raison du temps perdu, il pourrait être délivré 288 bains par jour.

2° Une coulerie pour lessiver 1,200 kilogrammes de linge sec par jour, soit pour 260 jours de travail payant . . . . . . . . . 312,000 kil.

Et pour 52 jours de travail gratuit. . . . . . . . . . . . 62,400

Pour le travail d'une année. . . 374,400

Une famille d'ouvriers, composée de 4 personnes, salit en moyenne, par mois, 8 à 10 kilogrammes de linge, ou 120 kilogrammes par an ; le 1/4 pour chacun de ses membres représentant 30 kilogrammes par an, 12,440 ouvriers ou indigents trouvent ainsi la possibilité de blanchir leur linge dans un établissement de cette importance.

3º Quatre-vingt-quatre places au lavoir, garnies chacune d'un petit bassin, destiné au rinçage du linge ; dans chacun de ces bassins, contenant 234 litres d'eau, les laveuses renouvellent à volonté l'eau qui leur est nécessaire.

Les calculs établis dans l'un des chapitres précédents démontrent que ce nombre de places est plus que suffisant pour le rinçage de 1,200 kilogrammes de linge.

4º Six essoreuses pour débarrasser le linge mouillé de la moitié de son poids d'eau ;

5º Un séchoir à air chaud, disposé pour sécher par jour 1,200 kilogrammes de linge ;

6º Deux salles de repassage, garnies chacune de 14 places, de fourneaux et de fers à repasser ;

7º Et une salle pour la garde des enfants du

premier âge, pendant le travail de leur mère au lavoir.

On a vu, page 56, le prix auquel reviendrait un établissement de cette importance, ainsi que la dépense à affecter à des lavoirs et bains publics de deuxième, troisième et quatrième classe : comparés aux frais de construction et d'installation d'établissements semblables, construits pour opérer d'après les anciens systèmes de lessivage, ils présentent une économie de près de 20 0/0. Un exemple récent vient à l'appui de cette observation.

L'administration municipale de la ville de Romorantin avait fait préparer les plans et devis de lavoirs et bains publics qu'elle se proposait de créer : disposé sur les principes des procédés anciens, l'établissement devait coûter 33,000 fr.; adapté à la méthode du lessivage à la vapeur, il ne revient qu'à 26,000 fr.

Dans les pays de fabrique, il est possible d'utiliser les eaux de condensation des machines et autres appareils à vapeur; leur emploi apporterait une économie assez considérable dans les frais de combustible.

Dans ce cas, il importe de les purger des matières grasses qu'elles entraînent avec elles, matières
qui s'attachent d'ordinaire en petits globules aux
parois des baignoires, et en rendent l'aspect sale et
dégoûtant : appliquées au blanchissage du linge,
elles présentent des inconvénients non moins sérieux ; elles nuisent à sa prompte exécution, nécessitent une plus forte quantité de savon et une mani-
pulation plus longue.

Pour enlever aux eaux de condensation leurs
impuretés, il suffit de les filtrer à travers une
chausse en laine ; cette chausse retiendra les matières en suspension et donnera aux eaux la pureté
et la limpidité désirables.

§ II. — REVENUS PRÉSUMÉS.

Au point de vue des capitaux engagés, loin d'être
une charge onéreuse, comme en Angleterre, les lavoirs et bains publics, créés sur le principe du lessivage à la vapeur, administrés avec intelligence,
sont appelés à devenir une nouvelle source de revenus pour les communes. Dans l'évaluation des
produits et des dépenses d'un établissement fonc-

tionnant à Paris, les chiffres prouvent que non-seulement ils assurent plus de 16 0/0 d'intérêt, mais qu'ils peuvent venir en aide à l'assistance publique pour une somme assez importante.

Les calculs ont été faits pour un établissement de première classe, destiné à lessiver 1,200 kil. de linge par jour, et muni de 12 baignoires.

Les produits du lavoir sont basés sur 260 jours de travail seulement; ceux des bains, sur 312 jours. Dans le premier cas, on ne compte ni les lundis, ni les dimanches ; dans le second, les lundis sont seuls exceptés ; les dimanches, au contraire, sont conservés, comme étant les jours le plus généralement choisis par les ouvriers pour prendre des bains de propreté.

Dans les lavoirs publics, on a reconnu que le linge gros et moyen figure, dans chaque lessive, pour les 2/3, et le linge fin pour 1/3 ; partant, chaque lessive donne :

800 kilogr. de linge gros et
    moyen à 12 c. 1/2. . .   100 fr.
400 kilogr. de linge fin à
    17 c. 1/2 . . . . . .   70 fr.

170 fr.

Dans ce chiffre les produits du lessivage, proprement dit, entrent pour 140 fr. ; ceux de séchage,
pour 30 fr. ; mais l'usage du séchoir étant facultatif,
dans la prévision qu'en été quelques laveuses voudront profiter du soleil pour faire une petite économie, la perception du droit de séchage est réduite
à une moyenne, par jour, de 23 fr. 65 c., ce qui
ramène la recette brute du lavoir à 163 fr. 65 c.
par jour ; multipliée par 260 jours, elle représente,
par an, un revenu brut de. . .    42,549 fr.  »

Il a été dit ailleurs que chaque
baignoire peut être occupée trois
fois en deux heures ; admettant
chaque journée de dix heures,
avec 12 baignoires il devient facile de délivrer par jour 180
bains. Mais, pour rester au-dessous de la vérité, et donner aux
calculs une base moins riche, on
prend pour moyenne journalière
un chiffre moins élevé ; celui de
180 est remplacé par 72, soit

*A reporter.*    42,549      »

Report. 42,549 »

6 bains par jour et par baignoire,
au lieu de 15.

Ces 72 bains, multipliés par
312 jours de travail, égalent
22,464 bains, et assurent une
recette de 5,054 fr. 40 c., cal-
culés à 22 c. 1/2 ; dans ce prix
on tient compte du linge de
moitié des bains délivrés; ci . .    5,054    40 c.

Total des recettes. . . . .   47,603 fr. 40 c.

Les produits du lavoir entrent dans ce chiffre
pour 89 0/0, et ceux des bains pour 11 0/0.

Les dépenses d'exploitation sont de 69 fr. par
jour de travail plein, et pour 313 jours, savoir :

260 jours de travail payant et 53 jours de travail
gratuit . . . . . . . . . .   21,597 fr.  »

Elles sont de 26 fr. par chaque
dimanche consacré spécialement
aux bains, et pour les 52 dimanche, de . . . . . . . .    1,352     »

Total des dépenses.. . . . .   22,949 fr.  »

Ces dépenses se subdivisent de la manière suivante :

| | | |
|---|---|---|
| Personnel. . . . . . . . | 5,657 fr. | 50 c. |
| Combustible . . . . . . . | 9,068 | » |
| Cristaux de soude. . . . . | 4,680 | » |
| Eclairage . . . . . . . . | 1,336 | » |
| Entretien et dépenses diverses. | 2,207 | 50 |
| Somme égale . . . | 22,949 | » |

| | | |
|---|---|---|
| Les recettes brutes sont de. . | 47,603 fr. | 40 c. |
| Les dépenses d'exploitation de | 22,949 | » |
| Les résultats nets sont de. | 24,654 | 40 |

ou 16 0/0 des 150,000 fr., prix de revient d'un établissement de première classe construit à Paris.

Si l'administration voulait se contenter d'un intérêt de 10 0/0, il lui serait possible de sécher le linge sans rétribution.

MM. les maires et conseillers municipaux, ainsi que MM. les administrateurs des institutions de bienfaisance, ne devront pas s'arrêter aux tarifs proposés pour la ville de Paris ; le bien-être des classes laborieuses étant le but à atteindre, ces tarifs seront modifiés suivant les conditions dans lesquelles se trouve chaque localité.

La gratuité des terrains, celle des concessions d'eau, les souscriptions volontaires, les subventions, le bas prix de la main-d'œuvre, du combustible, sont autant d'éléments propres à diminuer de beaucoup les droits à percevoir au profit des établissements, et devront être pris en très-grande considération quand il s'agira de fixer les tarifs des lavoirs et des bains.

L'expérience et le dévoûment zélé des administrateurs feront découvrir d'autres éléments non moins utiles pour arriver à l'abaissement des tarifs. On peut dès à présent prédire un fait qui ne manquera pas de se produire partout où seront créés des lavoirs publics, installés pour le lessivage à la vapeur.

La prompte et facile exécution du blanchissage, l'économie, l'éclat et la blancheur du linge, les conditions de conservation assurées aux tissus, frapperont l'esprit des classes aisées habituées à faire des lessives particulières, et pourront leur donner le désir de profiter des bienfaits de la méthode nouvelle. Les blanchisseuses de profession, de leur côté,

auront rapidement compris les avantages qu'elles
auront à ne plus faire la lessive chez elles par les
anciens procédés. Mais, retenu par les préjugés les
plus enracinés, chacun hésitera et reculera longtemps encore devant la pensée de mêler son linge
à celui de tant d'autres, sans se rendre compte de
ce qui se passe journellement à Paris et dans les
centres de populations de quelque importance, où
tout le monde est obligé de confier son linge à un
blanchisseur commun.

Pour déterminer les gens inquiets et timorés, et
augmenter la clientèle des lavoirs, il serait facile
d'ajouter à la coulerie un petit appareil de la conte-
nance de 50 à 60 kilog. de linge sec, spécialement
affecté aux lessives particulières. Les revenus qu'il
produirait, et sur lesquels on ne compte pas dans le
budget des recettes normales, viendraient augmenter les ressources des établissements, et pourraient,
dans une certaine limite, contribuer à l'abaissement
des tarifs affectant la classe ouvrière.

§ III. — DU CONCOURS DES LAVOIRS ET BAINS PUBLICS A L'ASSISTANCE
PUBLIQUE.

Les dépenses ont été comptées pour l'année en-

tière, 365 jours; les recettes ont été calculées sur
312 jours seulement, parce que les 52 jours complémentaires sont consacrés à l'assistance publique.

Pendant ces 52 jours, 62,400 kilogrammes de
linge peuvent être lessivés, et 3,744 bains délivrés.
Il appartient aux autorités municipales de déterminer de quelle manière le privilége du lessivage et
des bains gratuits sera exercé par la population né-
cessiteuse. Des cartes de bains et de lessivage,
mises à la dispositon des bureaux de bienfaisance et
de MM. les curés, trouveront toujours un emploi
utile.

En lessivant chaque année gratuitement 62,400
kilogrammes de linge appartenant aux pauvres, et
en délivrant aussi gratuitement 3,744 bains, chaque établissement concourra à l'amélioration du sort
des indigents, et ce concours peut être évalué en
argent à une somme annuelle de 8,544 fr. 80 c.

Ce résultat, appliqué à la ville de Paris par
exemple, où vingt lavoirs et bains publics à prix
réduits seraient nécessaires, viendrait en aide à l'assistance publique pour une somme de 170,896 fr.
chaque année.

Plus de 40.000 indigents trouveraient ainsi dans les lavoirs et bains publics de la capitale le moyen de satisfaire les besoins de propreté du corps et des vêtements.

Il sera facile à MM. les administrateurs de chaque ville de calculer dans quelle proportion s'élèverait cette part de l'assistance publique, s'ils se déterminent à inaugurer dans leurs communes cette nouvelle et utile institution.

On ne saurait évaluer en chiffres les bénéfices indirects que peut produire, au profit des caisses municipales et à celui des institutions de bienfaisance, l'amélioration dans l'état moral et sanitaire des populations ouvrières et nécessiteuses, suite nécessaire du développement des habitudes de propreté ; mais l'influence morale de la propreté sur l'esprit des masses, à toutes les époques de la vie, doit tendre à diminuer non-seulement les nombreux malades qui encombrent les hospices, mais encore le fardeau toujours croissant des aumônes, si largement exploitées en France sous toutes les formes, quêtes à domicile, loteries, bals, matinées et soirées musicales, etc.

§ IV.— MOYENS, POUR LES COMMUNES, DE CRÉER, SANS BOURSE DÉLIER, DES ÉTABLISSEMENTS DE LAVOIRS ET BAINS PUBLICS.

La plupart des communes de France, soit par l'exiguïté de leurs revenus ordinaires, soit par les charges de toute nature qui pèsent sur elles, soit enfin par l'absence plus ou moins complète de ressources pécuniaires, se croient dans la nécessité d'ajourner pour longtemps encore les bienfaits de l'institution des lavoirs et bains publics. Quelques moyens financiers cependant sont à leur disposition; il suffira de les indiquer pour prouver à MM. les maires et administrateurs qu'ils peuvent, s'ils le veulent, non-seulement réaliser les améliorations promises par les lavoirs et bains publics, mais encore ouvrir aux communes une nouvelle source de revenus.

Le premier moyen est un emprunt remboursable par annuités.

Dans l'intérêt de l'institution, et pour la développer autant qu'elle le mérite, le Gouvernement autorisera, à n'en pas douter, les communes à emprunter

les sommes suffisantes pour l'édification de lavoirs
et bains publics. Ces emprunts, loin d'être une
charge pour elles, deviendront un élément nouveau
de recettes journalières pour les caisses municipales;
remboursés par annuités, ils s'éteindront sans avoir
causé le moindre embarras financier.

Si, par ses statuts, le Crédit foncier ne pouvait
participer à ces opérations d'emprunt, il s'établi-
rait promptement, dans ce seul but, sous la protection du Gouvernement, une institution spéciale de
crédit.

Les prêts, faits par l'une ou l'autre banque, à
l'intérêt de 5 0/0, remboursables en 50 annuités,
présentent les résultats suivants pour un établissement de première classe, coûtant 150,000 fr. :

Chaque annuité serait de 6,825 fr. composée de :

1º Un cinquantième du capital. . .   3,000 fr.

Et 2º d'un cinquantième des inté-
rêts capitalisés pendant cinquante ans.   3,825

Somme égale. . . . .   6,825 fr.

Les sommes déboursées en cinquante ans se-

raient de 341,250 fr., savoir : capital, 150,000 fr. ;
intérêts, 191,250 fr.

Les revenus annuels nets d'un établissement de
l'importance de celui dont il s'agit, toutes dépenses
d'exploitation payées, étant, en chiffres ronds, de
24,600 fr., il resterait à la commune emprunteuse
un profit de 17,775 fr. par an, en dehors du puissant concours apporté à l'assistance publique par
la création des lavoirs et bains publics à prix réduits.

Le second moyen dont les communes peuvent
disposer se résume ainsi :

Concession du privilége des lavoirs et bains publics au profit d'une Compagnie ;

Garantie d'un minimum d'intérêt ;

Participation aux bénéfices.

Ce second mode d'opérer simplifie davantage
encore les difficultés. Les communes n'empruntent
pas ; elles concèdent à une Compagnie publique,
créée pour cet objet, le privilége d'élever un ou
plusieurs établissements ; la concession est faite
pour un nombre d'années à débattre, soit 40 ou
50 ans : à l'expiration de cette concession, les éta-

blissements deviennent la propriété des communes, sans qu'elles aient déboursé un denier.

Mais, pour encourager les capitaux à entrer dans cette voie, les communes consentent à garantir un minimum d'intérêt de 4 0/0, dans le cas où les lavoirs et bains publics ne produiraient pas la somme suffisante pour servir cet intérêt.

En présence des revenus indiqués dans l'un des chapitres précédents, cette garantie est purement fictive, puisque les produits des établissements sont certains et représentent plus de 16 0/0 du capital engagé.

D'ailleurs, pour amoindrir cette éventualité, en accordant la concession et en consentant à garantir un minimum d'intérêt, les communes peuvent se réserver une part dans les bénéfices annuels, après un prélèvement au profit de la Compagnie concessionnaire.

Ce prélèvement représentant l'intérêt à 5 0/0, l'amortissement et un premier dividende, pourrait être porté à 8 0/0, comme dans les opérations de chemins de fer, pour lesquelles l'Etat accorde sa garantie.

Le surplus des revenus, pendant toute la durée de la concession, appartiendrait, dans des proportions à détermimer, à la Compagnie concessionnaire, d'une part ; de l'autre, aux communes.

Si le partage s'établissait de la manière suivante :

1/3 pour la commune,

2/3 pour la Compagnie,

Voici quels seraient les résultats pour un établissement de première classe, donnant chaque année un produit net de 24,600 fr.

La Compagnie concessionnaire prélèverait 8 0/0 du capital, soit. . . . . . . . . . 12,000 fr.

Elle aurait droit aux 2/3 du surplus des produits. . . . . . . . 8,400 fr.

Et la caisse municipale s'enrichirait de. . . . . . . . . . . . . . . 4,200 fr.
_____
24,600 fr.
_____

A ces deux combinaisons principales, il pourrait en être ajouté beaucoup d'autres, que les Compagnies intéressées sauront faire en temps et lieu.

# CHAPITRE V.

**Description des procédés de lessivage pratiqués dans les lavoirs publics.**

Pour convaincre les plus incrédules et ne laisser aucun doute dans leur esprit sur les avantages incontestables du lessivage du linge sale à la vapeur d'eau, et surtout pour mettre MM. les administrateurs municipaux en garde contre l'influence des préjugés, ces ennemis déclarés de toute innovation utile, il n'est pas sans intérêt de donner une description sommaire des anciens procédés, pratiqués tant en France qu'en Angleterre : ce sera la démonstration la plus complète ; elle sera sans réplique.

§ Ier. — PROCÉDÉS EN USAGE DANS LES ÉTABLISSEMENTS FRANÇAIS.

En France, la lessive se fait en commun dan

les lavoirs publics. Elle a lieu dans les conditions
suivantes :

Le linge, après avoir été essangé par les laveuses elles-mêmes, est placé dans un cuvier; une
dissolution alcaline, faite avec des sels de soude
ou de potasse, souvent mélangés de chaux, et marquant 6 à 7 degrés, est préparée dans une chaudière,
chauffée soit à feu nu, soit au moyen d'un jet de
vapeur. — Élevée par l'effet de l'ébullition par un
tuyau conducteur, elle retombe en pomme d'arrosoir sur le linge encuvé, qu'elle traverse de part en
part, de haut en bas ; elle s'écoule par un robinet
placé à la partie inférieure du cuvier, rentre dans
la chaudière, pour s'élever et retomber de nouveau
30 ou 40 fois sur le linge, jusqu'à ce que l'opération du lessivage soit jugée terminée.

Ce système a de nombreux inconvénients : la
lessive, passant 30 à 40 fois à travers le linge,
devient de plus en plus sale, et communique à toute
la cuve les miasmes putrides que peuvent contenir
certaines pièces seulement; sa température s'abaisse
en descendant au fond du cuvier, et de 100° centigrades qu'elle a lorsqu'elle est versée, elle marque
à peine 60° en sortant du cuvier. Ainsi, quelque

intensité qu'ait la liqueur alcaline, les taches et les souillures ne peuvent disparaître complétement.

L'emploi des sels de soude ou de potasse, tels qu'ils se vendent dans le commerce et qu'ils sont employés dans les lavoirs publics, donne nécessairement à la lessive une causticité funeste qui exerce sur le linge une action trop énergique et en altère infailliblement le tissu. La substitution des cristaux de soude aux sels de soude ou de potasse est impossible dans les conditions de ce genre de lessivage ; un fait parfaitement connu dans l'histoire des lavoirs publics de Paris l'a prouvé plus que ne saurait le faire la théorie la mieux expliquée.

Un maître de lavoir, dans un but d'intérêt personnel, voulut un jour substituer aux sels de soude des cristaux de soude : le prix des premiers est le double de celui des seconds. Il ne put réussir à faire sa lessive. — L'absence d'une température régulière à 100° fit que les cristaux de soude restèrent sans action sur les taches. Les laveuses, étonnées des difficultés qu'elles éprouvaient à blanchir le linge lessivé, élevèrent des réclamations énergiques contre le propriétaire et les agents du lavoir. — Pour couper court à leurs justes observations, et

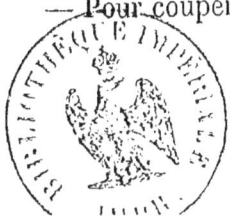

ne pas perdre la clientèle attachée à l'établissement,
on fut obligé de refaire la lessive, en faisant usage,
comme d'ordinaire, du sel de soude à l'état primi-
tif, c'est-à-dire avec mélange de certaines parties
de chaux.

Ce procédé de lessivage oblige les laveuses à
rester plusieurs heures les mains dans l'eau, pour
essanger, laver et rincer deux paquets de linge
pesant sec 4 kilog. Il nécessite l'emploi du savon,
de l'eau de javelle, du battoir et de la brosse, ces
destructeurs bien connus des tissus soumis à leur
action violente ; en un mot, il détermine une forte
dépense de temps et d'argent.

Il serait impossible de ramener les lavoirs publics,
construits pour opérer d'après ce système, dans les
conditions hygiéniques et de bon marché recom-
mandées par l'administration supérieure.

§ II. — PROCÉDÉS EN USAGE DANS LES ETABLISSEMENTS ANGLAIS.

En Angleterre, l'opération du lessivage, *la lessive
proprement dite*, se fait isolément par chaque per-

sonne fréquentant les lavoirs publics. Voici dans quelles conditions elle s'opère :

Chaque laveuse a une stalle de 1 mètre 30 cent. à 1 mètre 40 cent. de largeur, garnie de deux auges ou baquets de dimensions différentes ; la plus petite de ces auges est pourvue d'un couvercle ; elle sert à faire bouillir le linge, soit dans une dissolution de cristaux de soude, soit dans une liqueur savonneuse. Deux robinets donnent accès, l'un à l'eau, l'autre à la vapeur destinée à faire bouillir le linge.

La plus grande des deux auges sert à essanger, savonner, et à rincer ; comme la première, elle a deux robinets amenant, l'un, l'eau froide, l'autre, l'eau chaude.

Les laveuses, après avoir essangé leur linge, préparent donc elles-mêmes leur lessive ; elles apportent du dehors, ou prennent dans l'établissement, les quantités de cristaux de soude qu'elles jugent nécessaires à leurs besoins ; elles les font dissoudre dans l'eau chaude, jettent le linge dans cette dissolution, qu'elles font bouillir généralement peu de temps, à l'aide de la vapeur introduite dans l'auge destinée à cet usage.

Tel est tout le système du lessivage adopté dans les lavoirs publics anglais. Une lessive faite dans de telles conditions est trop courte pour être bonne : aussi le linge lessivé en Angleterre est-il mal blanchi ; les taches, qui semblent avoir disparu à la lessive et sous la pression du fer, reparaissent à l'air.

L'imperfection de ce système est si bien reconnue chez nos voisins, que la plupart des laveuses l'abandonnent complétement et le remplacent par un simple savonnage. Quel que soit le mode de blanchissage qu'elles emploient, elles font toujours bouillir le linge à une haute température : elles tourmentent ainsi et énervent les tissus.

Considéré uniquement au point de vue économique, le lessivage fait isolément est très-onéreux : d'abord, par l'installation de l'établissement ; puis, par les dépenses journalières. En divisant le calorique en autant de petites lessives particulières, il cause une forte déperdition de chaleur, et oblige à entretenir continuellement une multitude de robinets et de tuyaux.

Il ne procure aucun avantage réel aux populations qui fréquentent les lavoirs. La laveuse anglaise met autant de temps que la lavandière fran-

çaise pour laver une même quantité de linge. Tout
en tenant compte de l'état de malpropreté beaucoup
plus grand du linge de nos voisins d'outre-mer,
malpropreté due à la pesanteur de l'atmosphère,
qui ne permet pas à l'épaisse fumée du charbon de
terre de s'élever dans les airs, et la force à retomber en pluie noire et légère, on est amené à reconnaître que la lessive imparfaite à laquelle le linge a
été soumis, et qui sert de base principale au blanchissage, doit nécessiter un emploi plus considérable
de savon, d'eau de javelle, de bleu, qu'en France,
et forcer à frotter, battre et brosser le linge pendant
plus de temps encore.

En somme, les frais du blanchissage en Angleterre sont aussi coûteux que dans les établissements
français.

L'adoption du système anglais est due à une
cause unique, qui, dans les mœurs et les habitudes
de nos voisins, peut avoir une valeur appréciable,
mais qui, au fond, est sans grand intérêt.

Le lessivage fait isolément, entre deux cloisons
qui dérobent la laveuse et le linge à la vue des
autres personnes, paraît être commandé par un
sentiment de pudeur et d'amour-propre qui ferait,

dit-on, éprouver aux Anglaises une grande répugnance à exposer aux yeux d'étrangères du linge
sale et déchiré.

Une pareille délicatesse de la part de femmes
entre elles, qui sont toutes à peu près dans la
même position, est difficile à comprendre, surtout
lorsque tous les visiteurs, même les hommes, sont
admis à circuler dans les lavoirs publics, et voient,
par conséquent, le linge et les laveuses sans que
celles-ci en soient le moins du monde choquées. Le
seul avantage, s'il en existe un dans le système anglais, est de ne faire venir la ménagère qu'une
seule fois au lavoir, tandis que la lessive en commun pratiquée en France l'oblige à faire cette
course deux fois. Ce très-minime avantage ne com-
pense ni les inconvénients de la mauvaise lessive,
ni l'usure du linge.

En résumé, les procédés du lessivage anglais et
la pratique ancienne suivie dans les lavoirs publics
français, pour blanchir le linge sale, ont la même
base. Ils obligent aux mêmes manipulations, demandent le même temps de travail, et entraînent à
peu près aux mêmes dépenses. Ils sont également
vicieux; le linge est mal blanchi et fortement usé.

# CHAPITRE VI.

## CONCLUSION.

Les questions soumises à la Commission instituée auprès du Ministre de l'agriculture et du commerce pour l'étude et l'examen des moyens de créer à Paris et dans les autres grands centres de population des établissements modèles de bains et lavoirs publics à prix réduits, dans les conditions les plus favorables, avaient soulevé de grandes difficultés pour le développement de cette nouvelle institution. Il s'agissait de ramener à un prix très-minime l'usage des lavoirs et bains publics, et de réunir dans ces établissements, principalement en ce qui concernait le blanchissage du linge, toutes les conditions de commodité et, surtout, de facile et prompte exécution.

Les procédés de lessivage employés en France
et en Angleterre étaient insuffisants pour atteindre
ce but : la seule amélioration reconnue possible et
recommandée par la Commission, pour rendre les
lavoirs publics moins insalubres et moins pernicieux pour la santé des ouvrières, était l'introduction d'un séchoir à air chaud. Cette innovation,
tout heureuse qu'elle est, loin d'amoindrir les
frais du blanchissage, devait forcément les augmenter, puisqu'elle déterminait un accroissement
de dépense , sans modifier en rien la durée du travail, les agents chimiques, et les manipulations longues et énervantes auxquelles on soumet le linge,
dans les lessives faites d'après ces procédés.

L'institution si populaire des lavoirs et bains publics, créée sous l'inspiration généreuse de l'Empereur, était menacée à son berceau, malgré les
encouragements sympathiques du Gouvernement
et les subventions de l'État. Les bienfaits qu'elle
est appelée à répandre sur les populations ouvrières semblaient n'apparaître qu'à travers un
prisme séduisant, mais menteur. L'application
de la vapeur au lessivage du linge vient heureusement de lui rendre sa véritable valeur: elle est la

solution pratique et la plus parfaite de toutes les questions et de toutes les difficultés soulevées. En effet, elle permet de ramener à un prix très-minime l'usage des lavoirs publics, et de réunir dans ces établissements toutes les conditions d'hygiène, de commodité et de prompte et facile exécution.

L'institution des lavoirs et bains publics se développera et progressera en France, dès que les administrations locales seront à même d'apprécier les avantages qu'elle peut produire sous l'empire de la méthode du lessivage à la vapeur. Les grandes villes, les cités manufacturières surtout, sont fortement intéressées à la voir se populariser. Elle contribuera à elle seule, pour une grande part, au bien-être des populations ouvrières et nécessiteuses; car, fournir au plus bas prix possible, et même gratuitement dans certains cas, la facilité de prendre des bains et de laver, sécher et repasser le linge, n'est-ce pas encourager les habitudes de propreté, et mettre à la portée des plus pauvres des éléments de confort et de recherche qui, dans l'esprit du peuple, semblent inséparables d'une grande aisance? N'est-ce pas inspirer à l'homme le respect de lui-même ; améliorer l'état moral et sanitaire des classes laborieuses ; tendre à diminuer les maladies organiques, les humeurs froides, les scrofules, triste et cruel apanage de la misère, et que, de génération en génération, les malheureux se transmettent comme un héritage ? N'est-ce pas enfin produire, au profit des caisses municipales et des institutions de bienfaisance, des bénéfices indirects certains, et contribuer à rendre moins hideuse la mendicité, cette plaie vive de nos sociétés modernes?

En présence de ces résultats, les municipalités ne sauraient hésiter à inaugurer l'ère nouvelle que l'Empereur, dans sa haute et paternelle sollicitude, vient d'ouvrir au profit des populations ouvrières. Quelle que soit la situation financière des communes, les moyens d'exécution ne peuvent leur manquer ; les lavoirs et bains publics à prix réduits, d'ailleurs, deviennent pour elles une nouvelle source de revenus. Si les fonds communaux ne permettent pas de créer des établissements de cette nature, elles ont la possibilité d'en doter les habitants, en concédant à une Compagnie le privilége de les élever, à charge d'en remettre la propriété à la commune, après l'expiration de la concession, et

de verser annuellement dans la caisse municipale,
et pendant toute la durée du privilége, une part des
revenus qu'ils produiront.

Il appartient à MM. les maires, à MM. les membres des institutions de bienfaisance, de seconder
les vues de l'Empereur et les efforts de son Gouvernement. Ils trouveront toujours auprès de l'autorité
préfectorale et auprès de S. Exc. le Ministre de
l'intérieur les encouragements les plus vifs, encouragements qui peuvent se résumer en une subvention égale au tiers de la dépense totale d'un établissement modèle.

Concourir au développement d'une institution
publique aussi utile et aussi bien accueillie par le
peuple, est de la bonne administration ; c'est s'associer à la politique généreuse et réparatrice de
l'Empereur ; c'est donner une nouvelle puissance
au faisceau gouvernemental, représenté par tous
les éléments administratifs ; c'est enfin acquérir un
droit à la reconnaissance de ses concitoyens.

Ces considérations, nous n'hésitons pas à les livrer à l'appréciation sage et éclairée des hommes
honorables, placés par la confiance du Gouverne-

ment à la tête des administrations municipales ou des institutions de bienfaisance. Elles ne resteront pas stériles chez des fonctionnaires dont le dévoûment à l'Empereur et au bien du pays ne peut être douteux.

# DOCUMENT

INTÉRESSANT

## L'INSTITUTION DES LAVOIRS ET BAINS PUBLICS

ET

## L'APPLICATION DE LA VAPEUR

AU BLANCHISSAGE DU LINGE

L'institution des lavoirs et bains publics à prix réduits et gratuits a été accueillie avec trop de faveur en France, pour laisser le moindre doute sur son utilité. Elle couvre, non pas une vaine théorie, inventée pour éblouir l'esprit des masses, mais une application pratique des plus heureuses, conçue dans l'intérêt du peuple et de la santé publique. Elle se développe rapidement en Angleterre, malgré les conditions onéreuses dans lesquelles elle a été fondée. Tous les grands centres, les cités manufacturières surtout, construisent des lavoirs et bains publics; les résultats obtenus sont considérables et dissipent les craintes émises par quelques esprits éclairés. En fréquentant ces établissements, la classe ouvrière a prouvé combien elle sait apprécier les avantages des innovations sérieuses. Le besoin de propreté est inné chez l'homme; il est aussi puissant sous les habits grossiers, salis par les travaux de l'atelier, que sous les riches vêtements; il se développe avec les moyens de le satisfaire.

Nos voisins d'outre-mer, dévorés par les exigences du paupérisme, cette lèpre qui s'étale plus hideuse et plus menaçante chaque jour, n'ont point hésité à répandre les bienfaits de cette nouvelle institution, comme un moyen efficace d'opposer une digue à l'une des causes les plus directes de la plupart des maladies organiques des populations laborieuses et nécessiteuses, origine évidente de l'affaiblissement du corps et, par suite, de la misère et de la démoralisation. Chez eux, des contributions volontaires ont fait les premières expériences; le succès a déterminé le mouvement.

Chez nous, il en sera de même; les efforts du Gouvernement, les encouragements donnés par l'État, l'initiative prise par l'Empereur, démontrent tout le prix attaché à cette création nouvelle, inspirée par les besoins des populations souffrantes.

Les actes officiels, tels que l'exposé des motifs de la loi du 3 février 1851, le rapport de la Commission à l'Assemblée nationale, ceux de la Commission instituée auprès de M. le Ministre de l'agriculture et du commerce, pour étudier les moyens de créer des établissements modèles dans les conditions les plus favorables, et quelques autres documents intéressant les lavoirs et bains publics gratuits et à prix réduits, contiennent des renseignements et des aperçus généraux utiles à consulter; leur lecture pouvant exercer une influence déterminante sur l'esprit des personnes auxquelles s'adresse cette publication, nous avons pensé devoir les reproduire ici, soit *in extenso,* soit par extraits.

# LOI DU 3 FÉVRIER 1851

## OUVRANT UN CRÉDIT DE 600,000 FRANCS

DESTINÉ

A ENCOURAGER LA CRÉATION DE BAINS ET LAVOIRS PUBLICS

GRATUITS OU A PRIX RÉDUITS

~~~~~~~~

### ARTICLE PREMIER.

Il est ouvert au Ministre de l'agriculture et du commerce, sur l'exercice de 1851, un crédit extraordinaire de 600,000 fr. pour encourager, dans les communes qui en feront la demande, la création d'établissements modèles pour bains et lavoirs publics gratuits ou à prix réduits.

### ART. 2.

Les communes qui voudront obtenir une subvention de l'État devront :

1° Prendre l'engagement de pourvoir, jusqu'à concurrence des deux tiers au moins, au montant de la dépense totale ;

2° Soumettre préalablement au Ministre de l'agriculture et du commerce les plans et devis des établissements qu'elles se proposent de créer, ainsi que les tarifs tant pour les bains que pour les lavoirs.

Le Ministre statuera sur les demandes, et déterminera la quotité et la forme de la subvention, après avoir pris l'avis d'une Commission gratuite nommée par lui.

Chaque commune ne pourra recevoir de subvention que pour un établissement, et chaque subvention ne pourra excéder 20,000 fr.

## ART. 3.

Les dispositions de la présente loi sont applicables, sur l'avis conforme du Conseil municipal, aux bureaux de bienfaisance et autres établissements reconnus comme établissements d'utilité publique, qui satisferaient aux conditions énoncées dans les articles précédents.

## ART. 4.

Au commencement de l'année 1852, le Ministre du commerce publiera un compte-rendu de l'exécution de la présente loi et de la distribution du crédit ou de la partie du crédit dont l'emploi aura été décidé dans le courant de l'année 1851.

# PROJET DE LOI

## TENDANT A OBTENIR UN CRÉDIT DE 600,000 FRANCS

### SUR L'EXERCICE 1850

Pour favoriser la création d'établissements modèles de Lavoirs et Bains publics
au profit des populations laborieuses

PRÉSENTÉ A L'ASSEMBLÉE NATIONALE PAR M. DUMAS
Ministre de l'Agriculture et du Commerce.

———

*Séance du 1er juin 1850.*

———

## EXPOSÉ DES MOTIFS.

MESSIEURS,

Tout en repoussant avec fermeté de folles utopies qui contristent le cœur des gens de bien, qui égarent et troublent l'imagination des masses ignorantes, l'Assemblée nationale et le Gouvernement poursuivent, avec une égale sollicitude, la recherche des institutions capables d'assurer le bien-être des classes laborieuses.

Le Gouvernement, qui considère comme un devoir de faire chaque jour un pas nouveau dans

cette voie, vient, après une longue étude de la
question, vous proposer de favoriser par les concours et les encouragements de l'État la création
de quelques établissements de bains et lavoirs à bas
prix, destinés à servir de modèles, non-seulement à
la bienfaisance, mais aussi à la spéculation. Modeste
en apparence, cette institution compte déjà parmi
les plus populaires dans un pays voisin ; elle y contribue au plus haut degré au bien-être des individus, au maintien de la santé publque et à la
moralisation des masses.

Une enquête, dont les résultats seront mis sous
vos yeux, prouve qu'en Angleterre les bains et les
lavoirs publics se multiplient avec rapidité, et qu'ils
étendent leurs bienfaits à toutes les classes de la
population ; qu'à Paris et dans nos grandes villes,
les établissements de bains demeurent, au contraire, l'apanage des quartiers riches, et ne sont
fréquentés que par la classe aisée. La même enquête
fait voir qu'à Londres, Liverpool, Manchester, etc.,
de grands et beaux lavoirs, à service très-régulier
et très-rapide, ont été construits aux frais des villes,
tandis qu'en France les établissements de ce genre,
créés par l'industrie privée, demeurent dépourvus
de toutes ces combinaisons savantes qu'un heureux

progrès imagine chaque jour à leur profit en Angleterre.

Une Commission, formée auprès du Ministère de l'agriculture et du commerce, s'est dévouée à l'étude de ces questions avec un zèle passionné. Partout où elle s'est mise en rapport avec la population que ces innovations intéressent, elle a pu s'assurer que leur bienfait serait accueilli avec la plus vive et la plus profonde reconnaissance. Les savants rapports qu'elle a élaborés seront bientôt mis sous vos yeux.

Les établissements de bains de Paris, pris dans leur ensemble, administrent chaque année un peu plus de deux millions de bains en moyenne ; ce qui représente deux bains ou deux bains un quart par an et par tête. Mais il est facile de voir, par la situation des établissements, concentrés dans les quartiers aisés, et par leur tarif toujours élevé, que la classe pauvre n'en profite pas. En Angleterre, le succès des bains à bas prix a été tel, qu'un seul établissement administre plus de 200,000 bains par an ; il est vrai que le prix du bain est réduit à 10 centimes.

A Paris et dans nos grandes villes, ce prix serait

suffisant pour couvrir les frais. En l'élevant à 30 ou 40 centimes pour les baignoires de première classe, on trouverait, comme en Angleterre, assez de profit dans cette combinaison pour couvrir les pertes que les lavoirs peuvent occasionner à l'établissement; et cette remarque suffira pour montrer qu'il est presque toujours nécessaire de réunir les bains et les lavoirs dans une même création.

Si la religion et la philanthropie ont fait les premiers frais de ces créations, une politique intelligente n'a pas tardé à s'associer à leurs efforts. Grâce à ce triple concours, l'Angleterre compte aujourd'hui, à titre d'institutions municipales, un grand nombre d'établissements de bains et de lavoirs soumis à des tarifs très-modiques et fixés par la loi. Et si ces établissements montés sur une large échelle ont été d'abord l'occasion de quelques pertes d'intérêts pour les fonds engagés, il est constant que, sans cesser d'offrir aux masses des soins et des bienfaits accessibles à tous, ils présentent aujourd'hui, par la perfection et l'économie du service, un placement plutôt lucratif qu'onéreux aux capitaux qu'on leur consacre.

Les détails recueillis en Angleterre démontrent

incontestablement que les habitudes de propreté et
de dignité extérieures, introduites par le jeu de ces
nouvelles institutions, exercent la plus heureuse
influence sur la santé des individus, sur la salubrité
des habitations et sur la moralité des familles ;
qu'elles peuvent ranimer quelquefois, qu'elles sou-
tiennent et élèvent toujours le sentiment de la valeur
morale chez ceux qui les mettent à profit ; qu'enfin
la population se précipite dans ces établissements,
qu'elle les encombre, prouvant par cet empresse-
ment même toute l'étendue du bienfait qu'elle en
reçoit.

En France, tout le monde aime à satisfaire le
besoin d'honnête et saine propreté des vêtements et
du corps qui caractérise les instincts et les goûts
de notre population ; à cet égard, il n'y a rien à
développer.

Mais, si le besoin existe, les moyens de le satisfaire ne sont pas jusqu'à présent en rapport avec
lui.

En effet, en ce qui concerne les lavoirs publics,
ils ne sont organisés nulle part pour que la mère de
famille puisse lessiver, laver et sécher le linge du
ménage avec une suffisante rapidité.

Elle perd un temps précieux dans ces établissements souvent mal aménagés. Nous voulons le lui restituer par de meilleures combinaisons dans les appareils et dans les procédés. Elle compromet quelquefois sa santé, en s'exposant aux rigueurs des saisons et en restant soumise au contact prolongé de l'eau froide ; nous voulons la dérober à ces dangers.

De leur côté, les établissements de bains, dans toutes nos villes, font payer trop cher les bains qu'ils administrent, pour que la classe ouvrière puisse en tirer profit. Chose bien regrettable assurément, car partout où l'on a procuré à chaque ouvrier le moyen de se baigner une fois par semaine, on n'a pas tardé à constater une grande amélioration morale et physique, comme conséquence de ce changement introduit dans ses habitudes.

Il est admis en Angleterre que les lavoirs doivent être tarifés aussi bas que le comporte le revenu de l'établissement. Pris isolément, leur compte se solde donc généralement en perte. En France, où les tarifs adoptés dès longtemps dans les lavoirs exploités par l'industrie privée sont très-bas, nous n'avons, sous ce rapport, rien à faire en faveur des

classes ouvrières ; mais il reste d'immenses améliorations à réaliser à son profit quant à la durée des
opérations du blanchissage. On peut, en effet, donner
à la ménagère le moyen de lessiver, de laver et de
sécher en deux ou trois heures le linge de la semaine pour toute la famille, facilité d'où il résulte
une sollicitation perpétuelle à ces soins de propreté
qui sont une source de bien-être et de santé.

Comme la dépense que le blanchissage cause est,
à Paris, par exemple, d'environ 2 fr. par mois et
par tête pour la classe ouvrière qui fréquente les
lavoirs, et que la main-d'œuvre y entre au moins
pour moitié, il est aisé de voir qu'une réduction de
moitié ou des deux tiers sur la durée de ce travail
constitue l'économie la plus large qu'on puisse rechercher, et la plus désirable qu'on puisse accom-
plir.

En effet, elle a le double résultat de rendre à la
ménagère sa liberté pour un travail lucratif, et de
rendre à sa famille la surveillance maternelle.

S'il est démontré que les bains peuvent être ra-
menés à un tarif très-bas ; s'il l'est également que le
service des lavoirs se prête à des améliorations dignes de toute la sollicitude d'un Gouvernement

éclairé, reste à examiner quelle est la part qui lui revient dans le mouvement qu'il s'agit d'imprimer à ce sujet. Or, l'expérience du passé prouve suffisamment que l'industrie privée n'a pas pu créer en France des établissements comparables à ceux que l'Angleterre possède. Elle démontre aussi qu'en Angleterre le concours du Gouvernement a été indispensable pour en assurer la fondation.

Guidé par les études faites tant en Angleterre qu'en France, le Gouvernement ne pouvait donc hésiter à vous demander de mettre à sa disposition les moyens de favoriser la création d'établissements de bains à bas prix et de lavoirs perfectionnés, au profit de la classe ouvrière.

Il ne pouvait hésiter à réclamer le concours de l'État et celui des communes dans ce grand intérêt d'utilité publique ; car, dans le pays qui nous sert de guide, où l'on compte tant de grandes fortunes, et où l'esprit d'association se montre si ingénieux quand il s'agit d'œuvres de charité, les bains et les lavoirs ont été fondés, à titre d'établissements publics, sur les fonds des paroisses et avec les encouragements les plus directs de l'État, ainsi que le constatent les deux lois rendues en 1846 et 1847

pour cet objet. En France, nous n'aurons pas besoin d'aller aussi loin ; nous l'espérons, du moins.

Mettant à profit l'expérience de nos voisins, nous
voulons essayer de démontrer, avec le concert des
municipalités de quelques villes, par la création de
quelques établissements modèles, que leur exploitation peut donner lieu à des bénéfices certains,
sans s'écarter des principes de bienfaisance et d'u-
tilité publique auxquels elle doit rester fidèle.

L'objet du projet de loi que nous soumettons à
votre discussion n'est donc pas de favoriser directement et partout la fondation de bains et lavoirs
à bas prix. Le Gouvernement, fidèle à sa mission
et à son rôle, veut seulement pourvoir à la création
de quelques établissements modèles, distribués dans
les villes les plus populeuses. Avec un peu de bon
vouloir de la part des municipalités pour les concessions d'eau, ou pour les concessions de terrains,
il croit facile de constituer des bains ou lavoirs,
qui, gérés par des commissions municipales ou
par l'industrie privée, sous leur surveillance, produiraient de grands bienfaits, sans entraîner aucune dépense annuelle, et même en réalisant des
bénéfices.

De tels résultats une fois bien constatés, nous avons la certitude qu'il suffirait de l'amour du bien qui anime les municipalités et de l'esprit d'entreprise qui ne demande qu'à renaître, pour exciter, partout où elles seront nécessaires, des créations analogues à celles dont l'État, d'accord avec quelques villes, aurait fourni les premiers modèles.

Son intervention se bornerait donc :

1° A favoriser la création de quelques établissements de bains et lavoirs publics dans des localités où il serait possible de mettre à profit l'eau de condensation des machines à vapeur en activité ;

2° A favoriser la création de quelques établissements analogues dans les localités où il serait nécessaire de chauffer exprès l'eau destinée au service.

Bien entendu que, pour chacune de ces catégories, on essaierait de créer des établissements modèles, applicables, tantôt à un grand nombre de consommateurs, et, par conséquent, sur une grande échelle, tantôt à un nombre limité au contraire, et, par conséquent, sur une échelle plus accessible aux petites agglomérations d'ouvriers.

Le Gouvernement n'entend pas, du reste, faire du crédit qu'il vient vous demander un emploi direct ; au contraire, il veut en confier l'application aux villes qui se seront imposé un sacrifice égal au double de la subvention que l'État accorderait, et qui auront soumis à l'examen du Ministre de l'agriculture et du commerce des plans qui auront été jugés dignes de son approbation.

D'après tous les renseignements que nous avons recueillis, il semblerait évident que, pour fonder quelques établissements de nature à être proposés comme modèles, il ne faut pas moins de 2 millions. Nous venons donc vous demander l'ouverture d'un crédit de 600,000 fr., qui ne recevra tout son emploi qu'autant que nous aurons trouvé des villes disposées à entrer dans la dépense à effectuer pour une somme double.

Nous laissons, d'ailleurs, à un règlement d'administration publique le soin de fixer le mode d'intervention des villes pour la création, l'administration ou la surveillance des établissements de cette nature.

# RAPPORT

FAIT

## A L'ASSEMBLÉE NATIONALE LÉGISLATIVE

Au nom de la Commission chargée de l'examen du projet de loi tendant à
ouvrir un crédit de 600,000 francs pour favoriser la création d'établissements
modèles de Bains et Lavoirs au profit des classes laborieuses

PAR M. ARMAND DE MELUN (ILLE-ET-VILAINE)

Représentant du peuple.

*Séance du 11 juillet 1850.*

MESSIEURS,

A côté de ces besoins impérieux qui ont pour incitation la souffrance, et pour sanction la maladie et la mort, il en est d'autres qui, pour paraître moins exigeants, n'en ont pas moins une influence incontestable sur le bien-être physique et moral de l'homme. La propreté est un de ces besoins. Son habitude n'est pas seulement une condition de santé; elle profite encore à la dignité, à la moralité humaine : elle assainit et embellit le plus pauvre réduit, la mansarde la plus misérable, et suppose dans les familles, même les plus indigentes, le sentiment de l'ordre, l'amour de la régularité, et une lutte énergique contre l'action dissolvante de la misère ; tandis qu'un logement malpropre, des vêtements souillés, engendrent à la fois la maladie et le désordre, et deviennent des indices certains de cette insouciance du devoir, de cette paresse, de ce laisser-aller, symptômes infaillibles d'une âme languissante et inerte dans un corps dégénéré.

Mais, il faut le reconnaître, la propreté est difficile, coûteuse, quelquefois même inaccessible aux pauvres. Celui qui trouve à peine dans le prix de son travail de quoi se vêtir, se nourrir et s'abriter, est souvent obligé de regarder le bain comme un objet de luxe interdit à sa fortune. Son linge, si rare et qui se renouvelle si peu, ne se lave qu'au prix de lourds sacrifices ; l'eau elle-même coûte cher, et plus d'une pauvre ouvrière, lorsque la semaine a été sans salaire, est forcée de laisser en gage une moitié du linge de son ménage pour obtenir le blanchissage de l'autre.

Plus souvent encore, l'unique chambre où s'entasse toute une famille sert de buanderie et de séchoir. La lessive vient ajouter son humidité malsaine à celle des murs et du plancher. Puis le linge, étendu des semaines entières sur des cordes, seuls meubles du malheureux réduit, ruisselle nuit et jour sur ses habitants, mêle ses évaporations délétères à un air déjà corrompu, et devient une cause de plus d'infirmités et de souffrances.

L'Angleterre fut donc bien inspirée lorsque, effrayée de tous ces maux, elle voulut appliquer sa toute-puissance d'association à faire pénétrer la propreté chez les ouvriers et les pauvres, et se servir du talent de ses architectes et de la science de ses ingénieurs pour mettre les établissements les plus complets de bains et de lavoirs à la portée de tous.

Le premier établissement de ce genre fut fondé à Liverpool, en 1842, à l'aide de souscriptions volontaires ; bientôt des associations libres suivirent cet exemple dans un grand nombre de villes industrielles, à Édimbourg, Glascow, Aberdeen, Manchester, Ashton, etc., etc. Londres eut ses premiers lavoirs publics en 1845, et, en 1846 et 1847, deux bills furent rendus par le Parlement pour encourager les paroisses à la création de ces institutions. Les paroisses furent autorisées à demander à la taxe des pauvres, et, au besoin, à un impôt spécial, l'argent

nécessaire aux frais de construction et d'installation, et purent obtenir des avances sur les fonds
mis à la disposition du Gouvernement pour les travaux publics destinés à occuper les pauvres. La loi
fixa les prix des bains et des lavoirs. A la suite de
ces bills, les paroisses se mirent à l'œuvre, et, en
ce moment, l'Angleterre compte vingt-cinq établissements, dont dix à Londres. Un beaucoup plus
grand nombre sont en construction et en projet.

Généralement ces institutions contiennent des
bains de deux classes, chauds et froids, quelques
bains de vapeur, un bassin de natation, et des lavoirs pourvus de tous les appareils et ustensiles
nécessaires au lavage, au séchage et au repassage
du linge. Dans quelques-unes, on distribue aux familles pauvres du voisinage du chlore et de l'eau
chaude pour laver leurs chambres, et du charbon
pour les sécher.

Le prix du bain froid de deuxième classe est
de . . . . . . . . . . . . . . . . . 10 c.

Le prix du bain chaud de . . . . . . 20

De première classe, froid . . . . . . 20

—        chaud . . . . . . 40

Dans le bassin de natation. . . . . .    05

La première heure du lavoir coûte. . .    10

Les autres chacune de (1). . . .    15 à 20

Presque tous les lavoirs sont divisés en cellules où chaque ménagère isolée trouve deux baquets : l'un d'eau chaude, pour essanger, savonner et rincer son linge ; l'autre d'eau bouillante, pour le lessiver.

Le linge est ensuite placé dans une *essoreuse*, sorte d'appareil que fait mouvoir une machine ou l'ouvrière elle-même, et qui remplace avantageusement la torsion du linge à mains d'hommes, opération si imparfaite et si fatigante. Il passe de là dans un séchoir chauffé par la vapeur ou par des tuyaux d'eau chaude, et qui abrège beaucoup le temps qu'exige l'exposition du linge en plein air : le système de séchage, variant suivant les établissements, se modifie et progresse à chaque nouvelle création, et attend encore, pour répondre complétement à son but, de nouveaux perfectionnements.

---

(1) Le prix de l'heure augmente après la première, parce que l'établissement, étant surtout destiné aux pauvres familles, se montre plus exigeant pour les blanchisseurs et les familles aisées qui apportent beaucoup plus de linge, et, par conséquent, beaucoup plus de temps.

L'ensemble est complété par des tables à repasser et des fourneaux et des poëles pour chauffer les fers.

C'est ainsi que l'Angleterre est parvenue à donner à chaque ouvrier un bain pour 10 centimes, et à chaque ménagère le moyen d'avoir le lings de toute sa famille propre, blanc et sec, pour à peu près 25 centimes, et une ou deux heures de travail ; tandis qu'avant 1842, les bains coûtaient plus d'un franc, et qu'une enquête faite en 1844 constatait qu'avant la construction des lavoirs publics, la dépense en achat de charbon, savon, soude, empois et bleu, ainsi que le prix du temps employé pour le blanchissage, s'élevaient en moyenne, chaque semaine, à 2 francs pour une famille de quatre personnes.

Dans les premiers temps, les recettes furent loin de compenser les dépenses : l'achat des terrains, un excès de magnificence dans les constructions, un luxe d'installation habituel aux créations de l'industrie anglaise, des expériences très-coûteuses et souvent stériles élevèrent à des sommes considérables les avances des fondateurs. D'un autre côté, la population prenait difficilement le chemin de ces nou-

veaux établissements, et avait peine à comprendre
l'utilité de ces bains et de ces lavoirs dont elle
n'avait pas l'habitude; si bien que, malgré la four-
niture gratuite de l'eau par les compagnies qui en
ont l'exploitation, les produits ne suffirent pas, pendant les premières années, aux dépenses d'entretien
de chaque jour. Mais bientôt les bons résultats obtenus triomphèrent de la routine; l'augmentation
du bien-être, le progrès de la force et de la santé,
l'économie, si bien appréciée en Angleterre, de
l'argent et du temps, parlèrent si haut en faveur de
l'institution nouvelle, que chaque année, chaque
mois, chaque semaine signalèrent un accroissement
dans le nombre des baigneurs et des laveuses. (Voir
la note à la fin du Rapport.)

Aujourd'hui les recettes sont partout au niveau
des dépenses, en y comprenant même les intérêts
du capital avancé, et déjà des bénéfices sont obtenus dans les maisons qui, profitant des essais du
passé, ont été fondées avec sagesse, simplicité et
économie. Si le prix extrêmement réduit des lavoirs
ne leur permet pas, dans les conditions actuelles,
de compenser ce qu'ils coûtent par ce qu'ils rap-
portent, l'équilibre est rétabli, même dépassé par

le produit des bains, surtout de ceux de première classe.

. D'après des renseignements pris aux sources les meilleures et les plus authentiques, basés sur des expériences déjà faites et des marchés conclus, un établissement modèle, pourvu de tous les appareils les plus complets et les mieux perfectionnés, peut être aujourd'hui ouvert à Londres au prix de . . . . . . . . . . . 262,500 fr.

Achat de terrains. . 37,500 fr.

Frais de construction 187,500

Mobilier et linge . . 37,500

Les dépenses annuelles pour le service de l'établissement . . . . . . . . . . 46,800 fr.

Les recettes calculées d'après la moyenne des produits obtenus et d'après le tarif légal. . . . . . . 72,007

Ce qui assure un produit annuel de 25,207 fr.

En appliquant cet excédant à payer l'intérêt du capital avancé et à l'amortir, l'établissement peut être payé en 20 ans, et rapporter ensuite 25,000 fr. par an à ses fondateurs.

Ainsi, en moins de dix années, une pensée si féconde a porté ses fruits. La charité, qui a eu l'initiative de ces institutions, a assuré à des milliers d'hommes, qui végétaient dans la fange des villes et la poussière des ateliers, le bienfait inestimable de la propreté : elle a rafraîchi leur sang usé par le travail et la misère, et remplacé par un linge blanc et sec leurs haillons noirs de fumée et humides de sueur. Et aujourd'hui, après quelques généreux sacrifices, elle peut appeler à son aide l'industrie qui, n'ayant plus de risques à courir, se chargera de continuer et de multiplier son œuvre.

Le Gouvernement français a été frappé de l'importance de ces résultats, et il a voulu procurer à nos ouvriers les mêmes bienfaits. Comme le dit l'exposé des motifs, l'ouvrier français, surtout à Paris, avait plus de facilité pour se procurer les bains et le blanchissage que l'ouvrier anglais avant 1842 ; pendant tout l'été, la Seine, plus libre et moins obstruée que la Tamise, offre pour 20 c. de vastes bassins de natation très-fréquentés par la population des quartiers les plus pauvres et les plus laborieux, et dans l'intérieur de la ville il y a des bains chauds à 50 c. et même à 40 c. L'industrie n'a pas

attendu l'exemple de Londres pour fonder des lavoirs publics, qui sont un immense progrès sur les
anciens lavoirs en plein air et au bord de l'eau, et
sur le blanchissage à domicile. (Voir la note B à la
fin du Rapport.) Mais ces lavoirs, qui n'existent
guère qu'à Paris, laissent encore à désirer du côté
des appareils, et surtout des moyens de séchage.
Les procédés sont encore imparfaits ; le prix des
bains, quoique déjà très-bas, est comparativement
trop élevé ; et il ne faut pas oublier que la différence
de quelques centimes, qui ne compte pas dans les
fortunes même médiocres, acquiert une grande importance dans la bourse de celui qui n'a que le strict
nécessaire. A Rouen, la charité est parvenue, avec
de très-modestes ressources, à créer des bains et
des lavoirs à très-bon marché, à l'aide de souscriptions et de don gratuit d'eau chaude provenant de
machines à vapeur. Quelques baignoires de 1 re et de
2 e classe à 25 et à 10 c. ont été établies. Huit
places sont offertes aux laveuses au prix de 5 c.
par heure. Mais cette institution, si digne d'estime
et d'approbation, est extrêmement limitée ; le blanchissage ne peut s'y faire que d'une manière très-
incomplète ; c'est un commencement qui a besoin

d'être encouragé et soutenu pour grandir et se per-
fectionner.

Une Commission nommée par M. le Ministre du
commerce a étudié avec soin la question sous toutes
ses faces. Des hommes de science et d'intelligence
ont été envoyés par lui en Angleterre pour visiter
les établissements, interroger les directeurs, recueillir les chiffres et les faits ; ils ont consigné, dans des
rapports lucides, les résultats de leur enquête et les
conclusions qu'ils en ont tirées.

C'est appuyé sur ces documents que M. le Ministre du commerce nous a présenté le projet de loi
que vous avez envoyé à notre examen, et dans lequel
il vous demande d'accorder un crédit de 600,000
francs pour faciliter et encourager la fondation, par
les villes, d'établissements modèles de lavoirs et
de bains publics à prix réduits et déterminés.

Votre Commission a été unanime pour applaudir
aux excellentes intentions de l'administration.
Comme M. le Ministre du commerce, elle désire
vivement que des institutions pareilles à celles de
l'Angleterre se fondent et se multiplient en France,
et croit avec lui que la moralité comme l'hygiène
publique ont beaucoup à gagner à tout ce qui fait

pénétrer l'ordre et la propreté dans les maisons, dans les vêtements et dans toutes les habitudes de la vie ; aussi, approuve-t-elle sans réserve les récherches faites et les efforts qui pourraient être tentés par le Gouvernement, pour réunir les documents, porter à la connaissance de tous et populariser les méthodes, les procédés les plus parfaits et les moins chers ; indiquer les modèles qui ont le mieux réussi ; enfin, inspirer aux villes la pensée de faire profiter leurs habitants des avantages de ces importations.

Mais plusieurs membres de la Commission, s'appuyant sur le caractère exclusivement municipal de ces établissements, sur le mode de leur fondation en Angleterre, et sur l'impossibilité d'en créer ailleurs que dans les grands centres de populations industrielles, ont combattu la subvention de l'État.

Est-il juste, ont-ils dit, lorsque quelques grandes villes profiteront seules des bains et des lavoirs que l'on veut créer, d'imposer ainsi le plus grand nombre au profit du plus petit, l'agriculture pour l'industrie, la campagne pour la ville ?

Est-il opportun de concentrer aux dépens du

Trésor public des priviléges de bien-être dans les
grands centres de population, d'en faire un nouvel
attrait pour les ouvriers agricoles, et, par conséquent, un danger de plus pour la sécurité et la moralité générales ? Ne vaudrait-il pas mieux s'en
rapporter à l'initiative et au zèle des communes, à
l'esprit charitable des associations, à l'intérêt de
l'industrie privée, qui, en Angleterre, n'ont pas eu
besoin des secours de l'État, plutôt que de favoriser
la tendance fatale qui habitue les communes comme
les individus à tout attendre du Gouvernement
et à ne vivre que de son impulsion et de ses ressources ?

La grande majorité de votre Commission n'a pas
cru devoir se rendre à ces objections.

En effet, si les établissements qu'il s'agit de créer
ne peuvent se placer que dans les grandes villes où
les ressources et les besoins permettront de leur
donner tous les développements, tous les perfectionnements désirables, l'encouragement officiel ne
sera jamais accordé qu'à des institutions modèles,
c'est-à-dire pourvues de tous les procédés, de tous
les moyens les plus sûrs et les plus économiques.
Or, ces moyens, ces procédés pourront être em-

pruntés, au moins en partie, par des établissements moins importants, fondés dans des villes moins considérables et pour des populations moins nombreuses. Tel appareil de séchage, essayé d'abord à grands frais, pourra s'adapter à la buanderie la plus modeste, descendre jusqu'au plus humble lavoir, et rendre ainsi accessible à tous le bénéfice de l'expérience et des dépenses de la maison modèle.

D'un autre côté, est-il absolument vrai de dire que les efforts tentés pour l'amélioration physique et morale des grandes villes n'intéressent que la ville elle-même, et nuisent plutôt qu'elles ne profitent au bien général? La société tout entière n'a-t-elle pas un immense intérêt à voir devenir plus saine et meilleure cette population industrielle, pâture toujours offerte à l'émeute et au choléra, à qui l'excès du travail, le désordre et la misère ne laissent pas assez de taille et de force pour donner des soldats à nos armées, mais dont les agitations fébriles et les émotions passionnées frappent les habitants des petites villes et des campagnes d'impôts plus lourds et de sacrifices plus pénibles que ceux demandés pour la rendre plus morale et plus pacifique?

Toutefois, votre Commission aurait volontiers

abandonné aux communes le soin de construire
entièrement à leurs frais les bains et les lavoirs, et
de suivre l'exemple de l'Angleterre, si cet heureux
précédent n'était pas inapplicable à la France. La
puissance d'association, qui fait chez nos voisins
tant de merveilles, est ici à l'état d'espérance, pour
ne pas dire d'illusion. Les habitudes, les conditions de fortune et d'influence ne permettent pas en
France, comme de l'autre côté du détroit, de réunir
des capitaux considérables et d'entreprendre des
essais coûteux dans un intérêt purement philan-
thropique. Lorsque quelques œuvres obscures com-
mencent à se former, et ont si grande peine à naître,
il y aurait imprudence à attendre d'elles des expériences et des fondations qui n'appartiennent qu'à
un long exercice et à une force éprouvée.

Les communes elles-mêmes, retenues si longtemps dans l'enfance et sous une loi de tutelle et de
sujétion, sont-elles déjà assez émancipées pour pouvoir se passer entièrement de l'impulsion et du concours du Gouvernement, quand il s'agit d'innovation dont elles n'ont pu encore apprécier l'oppor-
tunité et le mérite? Et ne serait-ce pas renoncer à la
création d'une institution dont nous reconnaissons

l'excellence, que de s'en remettre absolument à leur
initiative et à leur action isolée ? Assurément il importe d'accoutumer les communes à marcher d'elles-
mêmes et à vivre de leur propre vie ; mais elles
sont encore bien jeunes dans cette voie, elles appartiennent, pour ainsi parler, à cet état intermédiaire entre la sujétion et la liberté, où l'enfant a
besoin qu'on l'aide un peu à briser ses lisières.

La loi qu'on vous propose prend précisément
cette position et garde cette mesure ; elle demande
à la commune de créer elle-même, de diriger, d'ad-
ministrer, de prendre sa plus grande part de la
dépense, au lieu de laisser, comme autrefois, la
création, la direction, l'administration, la dépense
au Gouvernement ; seulement, elle lui offre un léger
secours pour aider à ses premiers pas, et, au lieu de
travailler à la retenir dans les langes de la centrali-
sation, l'État n'intervient que pour la mettre à même
de se suffire bientôt à elle-même, et lui apprendre à
se passer de lui.

Dans ces conditions, avec la promesse formelle
de M. le Ministre de renfermer dans ces limites
l'intervention du Gouvernement, et de ne plus rien
demander pour cet objet au Trésor public, votre

Commission a cru mieux servir la cause de l'éman-
cipation communale, aussi bien que celle de la charité, par un encouragement qui provoque l'initiative
et pousse à l'action, que par un refus qui n'abouti-
rait qu'à l'inaction et à la stérilité.

A la nouvelle de la présentation du projet de loi,
l'intérêt privé s'est ému, et les propriétaires des bains
et des lavoirs établis à Paris ont cru voir dans les
fondations communales une concurrence ruineuse
pour leur industrie. Votre Commission n'avait pas
à se prononcer sur la légitimité de ces plaintes ; il
appartiendra au Conseil municipal de les apprécier
et d'examiner les réclamations et les diverses propositions qu'a déjà fait naître l'application du projet de loi à la ville de Paris. Pour ne rien préjuger
sur sa décision, votre Commission vous propose
d'effacer de l'article premier l'indication des villes
de Paris et de Lyon.

La loi, ainsi rédigée, ne choisit ni n'exclut aucune ville, et respecte scrupuleusement l'initiative
des communes ; en même temps elle ne touche en
rien au domaine sacré de la propriété individuelle,
car il ne s'agit pas de provoquer, d'encourager de
la part des communes une concurrence fâcheuse

contre les établissements existants, ni de leur enlever leurs recettes par un excès de bon marché ; il
s'agit seulement de fonder des modèles, de faire
des essais, de tenter des expériences, de réaliser des perfectionnements auxquels l'industrie ne
voudrait pas, ne pourrait pas consacrer ses capitaux
sans avoir la certitude du succès. Ces essais, ces
expériences, ces progrès, s'ils réussissent, profiteront à l'industrie privée, qui sera libre de les imiter,
et pourra bientôt, comme en Angleterre, achever
l'œuvre de la commune et de la bienfaisance publique, en perfectionnant le service et en abaissant
les prix sans rien retrancher des bénéfices. Quant
aux associations libres et à la bienfaisance individuelle, la loi est loin de repousser leur concours;
mais elle s'en rapporte encore à la commune du
soin de s'entendre avec les Sociétés et les individus,
de traiter avec eux, de leur confier, si elle y trouve
avantage et garantie, tout ou partie de la construction et même de la direction des établissements
modèles. L'État n'aura jamais à traiter qu'avec la
commune, qui sera seule responsable auprès de lui,
et qui pourra faire entrer dans sa part de contribution tout ce qu'elle aura pu recueillir, quels que

soient, d'ailleurs, la source et le mode de la perception.

Enfin, pour constater le but exclusif de la subvention, destinée seulement à encourager la construction de modèles prudemment et économique-
ment organisés, et non la magnificence exagérée et
l'ostentation, votre Commission vous propose que
dans chaque commune l'État ne puisse jamais sub-
ventionner qu'un seul établissement et lui accorder
au-delà de cent mille francs ; elle exprime aussi le
vœu que l'État encourage la création d'établissements
modèles dans des villes de mœurs, d'habitudes et
de climats différents, afin que les essais puissent
répondre, autant que possible, aux besoins si mul-
tiples et souvent si opposés des diverses populations
de la France. Mais elle laisse au Gouvernement le
choix du mode de la subvention, qui doit varier
selon la nature des besoins et des ressources de
chaque localité, et dont une Commission nommée
par le Ministre déterminera la quotité et la forme,
après s'être assurée que toutes les prescriptions de
la loi sont accomplies, que la contribution de la
commune est garantie, que les plans et les devis
sont conformes aux modèles indiqués, enfin que les

tarifs sont fixés dans les conditions les plus favorables à ceux qui doivent les payer.

Pour rentrer dans les prescriptions de la loi de finance de 1850, la Commission, d'accord avec le Gouvernement, vous propose d'imputer le crédit sur l'exercice de 1851. Cette transposition ne retardera pas la mise en exécution de la loi; car, avant d'avoir recours au Trésor public, les villes auront à faire des recherches, des devis, des travaux qui permettront d'attendre, sans rien ajourner, le nouveau terme que nous assignons.

En présence des immenses questions que soulèvent l'assistance et la prévoyance publiques, la loi que nous vous proposons d'adopter paraît concourir pour une bien faible part à la solution du problème. Il s'agit seulement, comme nous l'avons déjà fait remarquer, de bains un peu moins chers, de linge un peu mieux et un peu plus vite blanchi et séché. Au premier coup d'œil, de pareils résultats semblent peu dignes de l'attention du Gouvernement et du vote des législateurs; mais quand on réfléchit à toutes les tristes conséquences physiques et morales de la malpropreté, quand on pense à tout ce qu'il y a de souffrance pour l'avenir dans l'humidité d'une chambre ou d'un vêtement, et que l'économie de quelques centimes et de quelques minutes permettra d'apporter un peu plus de pain à la famille, un peu plus de soins aux petits enfants, on comprend toute l'importance de l'institution que la loi veut encourager. C'est un des progrès obscurs et modestes qui ne comptent pas dans l'existence d'un peuple, qni n'ont pas de place dans son histoire, mais qui se font sentir et bénir à toute heure, dans l'atelier de l'ouvrier, dans la mansarde du pauvre, leur apportent plus de force et de santé que n'en peuvent donner toute la science des médecins, leur épargnent plus de maladies et d'infirmités que les hôpitaux n'en sauraient guérir, ajoutent des heures à leur travail et des années à leur vie, et aident plus au développement de la civilisation, de la moralité et de la dignité humaines que toutes les fastueuses théories, si prodigues de promesses et si pauvres de résultats.

Nous avons l'honneur de vous proposer l'adoption du projet de loi avec les modifications suivantes consenties par le Gouvernement.

# PROJET DE LOI.

<table>
<tr><td>*Projet du Gouvernement.*</td><td>*Amendements de la Commission.*</td></tr>
</table>

| | |
|---|---|
| ARTICLE PREMIER. | ARTICLE PREMIER. |
| Il est ouvert au Ministre de l'agriculture et du commerce, au titre de l'exercice 1850, un crédit extraordinaire de 600,000 fr. pour encourager, à Paris, à Lyon, ainsi que dans les autres villes qui en feront la demande, la création d'établissements modèles pour bains et lavoirs à des prix réduits et déterminés par un règlement d'administration publique. | Il est ouvert au Ministre de l'agriculture et du commerce, sur l'exercice 1851, un crédit extraordinaire de six cent mille francs pour encourager, dans les villes qui en feront la demande, la création d'etablissements modèles pour bains et lavoirs publics à des prix réduits et déterminés. |
| ART. 2. | ART. 2. |
| Les villes qui voudront obtenir les encouragements de l'Etat pour l'établissement de bains et lavoirs à prix réduits et déterminés devront : | Les villes qui voudront obtenir les encouragements de l'Etat devront : |
| 1° Prendre l'engagement de concourir jusqu'à concurrence des deux tiers du montant de la dépense totale ; | 1" Prendre l'engagement de concourir jusqu'à concurrence des deux tiers *au moins* du montant de la dépense totale ; |
| 2° Soumettre préalablement au Ministre de l'agriculture et du commerce les | 2° Soumettre préalablement à l'approbation *d'une Commission nommée* par le Ministre de l'agriculture et du |

*Projet du Gouvernement.*

*Amendements de la Commission.*

plans et devis des établissements qu'elles se proposeront de créer, ainsi que les tarifs qu'elles seront dans l'intention d'appliquer, tant pour les bains que pour les lavoirs.

commerce les plans et devis des établissements qu'elles se proposeront de créer, ainsi que les tarifs tant pour les bains que pour les lavoirs.

La Commission statuera sur les demandes, et déterminera la quotité et la forme de la subvention.

Chaque commune ne pourra recevoir de subvention que pour un établissement, et chaque subvention ne pourra excéder cent mille francs.

### Art. 3.

Il sera statué par un règlement d'administration publique sur le mode d'après lequel il devra être procédé de la part des communes à la création, à l'administration et à la surveillance des établissements dont il s'agit.

### Art. 3.

Comme au projet du Gouvernement.

# NOTES

ANNEXÉES AU RAPPORT DE LA COMMISSION.

---

### NOTE A.

Voici quelques chiffres empruntés à des documents authentiques, fournis à la Commission par M. le Ministre du commerce, et qui donneront une idée du progrès de ces établissements à Londres.

*Relevé du nombre des baigneurs dans l'établissement modèle des bains et lavoirs publics de Goulston-Square, dans Whitechapel.*

| MOIS. | 1848. | 1849. | AUGMENTATION. |
|---|---|---|---|
| Juin...... | 4,840 | 19,211 | 14,371 |
| Juillet.... | 7,934 | 16,441 | 8,507 |
| Août...... | 6,030 | 19,831 | 13,801 |
| Totaux.... | 18,804 | 55,483 | 36,679 |

A Saint-Martin-des-Champs (Saint-Martin-in-the-Fields), on a reçu, en un seul jour (le samedi 7 juillet 1849), 2,005 baigneurs.

Le comité des bains et lavoirs pour la partie nord-ouest de Londres (établissement de George-Street, paroisse de Saint-Pancras) a présenté, dans son compte-rendu de 1848, la statistique suivante :

« En 1847, il y a eu 110,940 baigneurs ; 137,672 personnes ont lavé et séché leur linge, tandis qu'en 1848, année exceptionnelle pour le froid et l'humidité, 117,888 personnes ont pris des bains, 246,760 ont profité des lavoirs, etc. »

Le relevé total des bains fournis par l'établissement présente une différence extraordinaire entre le nombre des baigneurs et celui des baigneuses : 254,037 baigneurs, 26,158 baigneuses.

## NOTE B.

*Des Lavoirs publics à Paris.*

« On compte maintenant à Paris quatre-vingt-dix lavoirs
publics. Mais presque tous ces établissements sont dans de
mauvaises conditions hygiéniques. Généralement placés dans
les quartiers où ils sont le plus utiles, dans les rues les plus
populeuses où les maisons sont très-élevées, les cours très-
étroites, ils n'ont quelquefois ni espace, ni air, ni jour. Exécutés sur une petite échelle, parce que le terrain est cher,
et que leurs propriétaires n'ont eu à leur disposition que
peu de capitaux pour les fonder; ils n'ont souvent pas même
un appareil de lessivage qui permette de faire promptement
cette opération, la plus longue et la plus gênante de toutes
les opérations du blanchissage, de sorte que, comme ils sont
ordinairement dépourvus de séchoirs, les personnes qui vont
y laver ne peuvent avoir encore leur linge qce onze ou douze
heures après l'avoir apporté.

» Il faut dire cependant que quelques lavoirs sont mieux
pourvus, plus commodément, plus hygiéniquement disposés.
qu'ils ont des chaudières de lessivage, où l'opération s'effectue
de deux heures ou deux heures et demie, des *essoreuses* qui
préparent le séchage et en diminuent la durée; des cabinets de séchage. Mais ces établissements sont les moins
nombreux.

» ... Un fait nous a vivement frappés dans l'organisation
économiques des lavoirs de Paris : c'est que les personnes qui
sont le plus lourdement chargées par les tarifs sont celles
qui n'y viennent passer que peu de temps, celles qui ne possédant que peu de linge, n'ont besoin de rester au lavoir
qu'une ou deux heures de suite; c'est qu'au contraire, les
blanchisseuses qui ont un état lucratif, et les ménagères assez
aisées et assez riches en linge pour laver pendant tout un jour,
paient chaque journée de douze heures au prix réduit de

40 cent., tandis que pour une heure seulement on exige un droit de 5 cent.

» Les Anglais, qui ont constitué leurs établissements au point de vue de la bienfaisance, ont autrement compris ce côté économique de la question ; et chez eux, ce sont les petits droits qui sont proportionnellement favorisés. On conçoit que, pour attirer ceux qui fréquentent le plus souvent et le plus longtemps leurs établissements, les industriels aient créé en leur faveur des avantages qui garantissent leurs intérêts ; mais dans des établissements municipaux, il serait certainement plus humain et plus utile d'imiter nos voisins. »

(*Rapport de MM. Trélat et Gilbert.*)

La classe moyenne dépense pour le blanchissage environ 60 fr. par an et par personne.

Pour la classe ouvrière, deux hypothèses doivent être considérées :

Ou bien il s'agit d'un ouvrier célibataire, ou bien d'un ouvrier marié.

S'il s'agit d'un ouvrier de la première catégorie, lequel sera obligé de recourir à un blanchisseur, ses frais de blanchissage par mois s'élèveront à 3 fr. 25 c. ( non compris les draps, etc., puisqu'il couche en général dans les maisons garnies).

S'il s'agit d'un ouvrier marié, cette dépense peut être notablement réduite, lorsqu'un lavoir à proximité permet à la femme de l'ouvrier de blanchir elle-même le linge de la maison.

Le blanchissage d'une famille peut se faire aux conditions suivantes dans les lavoirs publics :

1o Coulage de 21 pièces de linge formant ensemble la valeur de deux paquets à 10 c. l'un.. . . . . . . .  0 fr. 20 c.

  2° Quatre heures de lavage à 5 c. l'heure.. . .  0    20

  3° Deux seaux d'eau chaude. . . . . . . . .  0    10

  4° Savon . . . . . . . . . . . . . . . . .  0    35

  5° Temps employé pour l'essangeage, le lavage,
le repassage, l'aller et le retour, 7 heures, à 1 f. 50 c.
les 10 heures de travail. . . . . . . . . . . .  1    05

                                          1 fr. 90 c.

  A cette dépense doit encore s'ajouter celle re-
lativement au blanchissage des draps, dont il
n'avait pas été question plus haut, parce qu'il
s'agissait d'ouvriers logeant en garni. . . . . .  0    20

                    Total . . .  2 fr. 10 c.

  La femme de l'ouvrier, dans cette hypothèse, a donc 1 fr.
05 c. à débourser, le prix du temps employé pour aller et
venir et pour les opérations qu'elle exécute formant la moitié du chiffre de 2 fr. 10 c.

                    (*Rapport de M. d'Arcy.*)

  Il faut remarquer que les dépenses de *séchage* et de *repassage* n'entrent pour rien dans les chiffres établis ci-dessus,
la femme de l'ouvrier continuant à sécher son linge à domicile, avec tous les inconvénients que nous avons signalés.

# EXTRAIT D'UN RAPPORT

ADRESSÉ

A M. LE MINISTRE DE L'AGRICULTURE ET DU COMMERCE

SUR

## LES BAINS ET LAVOIRS PUBLICS DE L'ANGLETERRE

PAR M. PINÈDE

Membre de la Commission instituée le 16 novembre 1849.

---

MONSIEUR LE MINISTRE,

Je m'empresse de vous adresser le rapport que vous m'avez demandé sur les établissements de bains et de lavoirs pour les classes laborieuses en Angleterre. Dans le court délai que vous m'avez donné pour me procurer des renseignements à Londres, je n'ai pu m'occuper suffisamment des divers systèmes de constructions adoptés, ni des appareils qui ont été introduits dans les établissements les plus récents et qui ont pour objet d'obtenir un séchage rapide et peu coûteux. Les points scientifiques devront être étudiés avec soin ; j'ai été cependant assez heureux pour me procurer les plans de quelques constructions les plus importantes. J'ai recueilli les faits statistiques et administratifs qui étaient le but principal de ma mission, et le résultat de l'examen auquel je me suis livré a été la conviction profonde que la création, en France, d'établissements analogues à ceux qui existent en Angleterre, serait un grand bienfait pour la classe ouvrière. On a parfaitement compris, dans ce dernier pays, qu'en favorisant l'hygiène publique et en améliorant le plus possible le bien-être des individus, on diminue la masse de l'impôt que prélève l'indigence; et comme tout s'enchaîne dans l'ordre moral, en inspirant des habitudes de propreté à l'ouvrier, on développe en lui le sentiment du respect de lui-même, et l'accomplissement de ce premier devoir le prépare aux autres et les lui rend plus faciles.

Des enquêtes officielles qui ont été faites récemment par le Gouvernement anglais, il est résulté que, par le défaut de soin et par l'absence des principes de l'hygiène, la santé de l'ouvrier et sa moralité sont considérablement compromises. Il a été constaté que, dans les grands centres de population, une famille de 4 ou 5 personnes n'occupait quelquefois qu'une petite salle basse, dans laquelle tous les effets du ménage étaient lavés, lessivés,

séchés, repassés, ce qui produisait des exhalaisons
délétères, entretenait l'humidité constante du logement et était une cause de maladie et de mort.
Mais comment l'ouvrier, dont les salaires sont en
général modiques, pourra-t-il se procurer des bains
que les classes aisées elles-mêmes ne considèrent pas
toujours comme d'une importance indispensable?
Comment sa femme pourra-t-elle, pour le linge de
la famille, se servir des lavoirs ordinaires, situés
quelquefois dans des quartiers éloignés, qui coûtent
presque toujours un prix assez élevé, et dans lesquels le séchage, s'effectuant à l'air libre, s'opère
avec une lenteur qui ne se concilie pas avec le
besoin immédiat que les pauvres ont de leurs effets,
n'en possédant ordinairement qu'une très-petite
quantité? Ces nécessités de la situation de l'ouvrier
ont donné lieu à la création des établissements de
bains et de lavoirs à des prix réduits, avec des
appareils spéciaux de séchage.

On avait craint dès le principe que ces établissements ne fussent pas fréquentés par la classe
ouvrière ; mais l'expérience a dissipé ces appré-
hensions. Les ouvriers, pendant le printemps et
l'été, ont pris beaucoup de bains, et quoique les

lavoirs soient à peine construits dans plusieurs établissements, les femmes des ouvriers s'y portent
en grand nombre pour laver, sécher et repasser le
linge. Les chiffres que je donne plus loin sont la
preuve la plus certaine de la faveur dont jouissent
ces institutions dans la classe ouvrière.

Les bains sont en général divisé en deux classes :

| | | |
|---|---|---|
| Première classe | froid . . . . . . . . . . . . . . | 20 c. |
| | chaud. . . . . . . . . . . . | 40 |
| Deuxième classe | froid . . . . . . . . . . . . . | 10 |
| | chaud . . . . . . . . . . . . | 20 |

L'usage des lavoirs coûte, avec les ustensiles
de repassage et le séchage, 10 centimes par
heure (1). La plupart des établissements sont construits avec un certain luxe ; il n'est pas douteux
que si on voulait en fonder chez nous dans les mêmes proportions et dans d'égales conditions, on
jetterait les Compagnies ou les communes dans des
dépenses considérables, qui seraient difficilement
balancées plus tard par le revenu qu'on retirerait

Note de l'auteur. — Les dépenses du lessivage, du savon,
du bleu, ne sont pas comprises dans ce chiffre ; elles représentent plus de 60 0/0 des déboursés faits dans les lavoirs
anglais.

de ces entreprises. L'important n'est pas d'avoir
de grandes et belles constructions; c'est de faciliter
aux populations laborieuses l'usage des institutions
qui sont utiles.

Il ne m'a pas paru démontré que les établissements de Londres aient égalisé leurs recettes et
leurs dépenses. Le délai qui s'est écoulé depuis que
la plupart d'entre eux existent n'est pas assez considérable (les premiers ne fonctionnent pas depuis
plus de cinq ou six ans), pour qu'on puisse prendre
une moyenne suffisante. D'un autre côté, les administrations ne veulent guère laisser examiner leurs
registres. Cependant, il résulte pour moi, d'infor-
mations prises avec soin, que l'établissement d'Eu-
ston-Square-Saint-Pancras réalise quelques bénéfices. Celui de Goulston-Square-White-Chapel, qui
est un établissement modèle dans lequel ont eu lieu
à grands frais des essais d'appareils de toute nature,
sera, dans peu de temps, dans des conditions également avantageuses.

Du reste, quoique la question financière soit
digne du plus sérieux examen, comme une question d'humanité et de salubrité s'y rattache, les
administrations municipales (les paroisses) n'ont

pas hésité à fonder et à développer elles-mêmes des établissements.

En 1843, celui de la corporation de Liverpool n'avait pas équilibré ses recettes et ses dépenses, et, cependant, cette corporation votait une somme de 8,000 livres sterling (200,000 fr.) pour en construire un second; dans ce moment, des établissements de paroisses se fondent dans la plupart des quartiers de toutes les cités populeuses.

J'ai dû rechercher, au point de vue de la dépense, si, en Angleterre, on n'avait pas, pour les bains et lavoirs, tiré parti de l'eau provenant de la condensation dans les machines à vapeur. Le résultat de mon enquête a été négatif; je n'ai trouvé que dans Westminster un établissement de natation où l'on utilise ces eaux; mais les prix sont élevés, et il paraît destiné aux classes élevées plutôt qu'à la classe ouvrière. Comme l'eau, en sortant des machines à vapeur pour se répandre à l'extérieur, n'a pas une température assez haute, on a généralement reculé devant la dépense qu'il faudrait faire et le travail auquel il faudrait se livrer pour s'en servir utilement. J'ai vu dans mes précédents voyages, dans l'intérieur des fabriques, des piscines établies avec cette eau, par les patrons, pour leurs ouvriers, notamment à Bolton. Un établissement de bains existe, de ce genre aussi, dans la manufacture de M. Greg ; les ouvriers ne paient le bain que deux sous, à la condition de se baigner deux fois la semaine.

Quant à l'eau froide, elle est partout abondamment livrée par des Compagnies particulières qui, en Angleterre, se chargent de ce service, et la plupart d'entre elles l'ont généreusement fournie gratuitement, dans les premiers temps, aux établissements, dont, par ce moyen, la dépense s'est trouvée considérablement diminuée.

Des faits relatés et observés, il résulte que les établissements ordinaires de bains et lavoirs étaient insuffisants pour les classes laborieuses. Dans les nouveaux qui ont été créés pour elle, les bains de seconde classe, ou au prix le plus réduit, sont les plus suivis ; mais ceux de première classe, ainsi que le constatent les recettes, peuvent contribuer puissamment aux bénéfices de l'entreprise. Les lavoirs, partout où ils ont été achevés, ont été immédiatement fréquentés ; la réunion des bains et des lavoirs dans un même établissement a contribué à la diminution des frais généraux. La concession des terrains a été faite souvent gratuitement par les paroisses. Les Compagnies particulières ont livré l'eau toujours à un prix réduit, quelquefois gratuitement ; ce sont là des exemples qui méritent d'être suivis. A ces conditions, il n'est pas douteux que des établissements analogues ne réussissent parfaitement en France,

On pourrait en créer, peut-être, quelques-uns qui serviraient de type, dans lesquels seraient faits des essais d'appareils de toutes sortes, essais auxquels ne saurait s'engager prudemment l'industrie privée, si prompte à s'exalter tout d'abord et si facile à se décourager en cas d'insuccès !

Les communes des grands centres de population, si intéressées à la santé, au bien-être des habitants, ne peuvent, en France, pas plus qu'ailleurs, rester indifférentes ; l'État, enfin, en accordant son concours, tantôt à la commune, tantôt aux Sociétés existantes ou aux Sociétés qui pourraient se former, et en le faisant dans une juste mesure, ne dépasse pas son devoir, il le remplit. Quant à la forme du concours, elle doit varier selon les circonstances et les besoins.

En encourageant les institutions de la nature de celles que vous m'avez chargé d'étudier, non-seulement le Gouvernement contribuera à l'amélioration matérielle et morale des classes laborieuses, mais encore il s'honorera aux yeux du pays.

———————

# RAPPORT

## AU PRÉSIDENT DE LA RÉPUBLIQUE.

Paris, le 3 janvier 1852.

MONSIEUR LE PRÉSIDENT,

Une loi du 3 février 1851 a ouvert au ministère de l'agriculture et du commerce un crédit extra-ordinaire de 600,000 fr., destiné à encourager, dans les communes qui en feraient la demande, la création d'établissements modèles de bains et lavoirs publics gratuits ou à prix réduits.

En exécution de l'art. 2 de cette loi, une commission spéciale a été instituée pour l'examen des demandes qui pourraient être présentées par les communes, les bureaux de bienfaisance et autres établissements d'utilité publique.

Des instructions ont été adressées à MM. les préfets pour qu'ils eussent à donner la plus grande publicité aux dispositions bienfaisantes de la loi, et un avis inséré au *Moniteur* a appelé l'attention des communes sur le bénéfice qu'elles en pouvaient recueillir.

11

Pour faciliter l'étude des projets, l'administration a fait en même temps déposer dans chaque chef-lieu de préfecture, de sous-préfecture, et dans les archives des chambres de commerce et des chambres consultatives des arts et manufactures, un exemplaire d'une collection de documents et plans recueillis en Angleterre concernant les principaux établissements de bains et lavoirs publics.

On ne pouvait méconnaître l'utilité des créations que le gouvernement signalait à la sollicitude des administrations locales. Il s'agit en effet de préserver les populations ouvrières des inconvénients graves, au point de vue hygiénique et de salubrité, qui résultent du lavage et du séchage du linge dans leurs habitations ; il s'agit encore de répandre et de développer parmi ces populations, dont les intérêts préoccupent à si juste titre l'administration, des habitudes qui, en même temps qu'elles contribuent à la conservation de la santé, ne sont pas sans influence sur la moralité même.

Un certain nombre de communes ont répondu à cet appel. Plus de soixante demandes d'importance diverse ont été produites ; elles intéressent un certain nombre de villes, telles que Lille, Mul-

house, Foix, Albi, Angers, Epinal, Montpellier,
Guéret, Nantes ; le plus grand nombre se rapporte
à de petites localités industrielles ou rurales. Enfin
Paris, qui semblait être resté en retard, a produit,
depuis quelques jours seulement, deux projets sur
une vaste échelle. Mais les communes paraissent
en général n'avoir pas compris suffisamment que
les établissements dont la loi a voulu encourager la
création doivent pouvoir être considérés comme
modèles, au moins sous quelque rapport. Pour que
la loi sur les bains et lavoirs produise tous les résultats qu'on est en droit d'en attendre, il semble
nécessaire d'adresser de nouvelles instructions aux
communes. Le ministère de l'agriculture et du
commerce a fait préparer et va transmettre dans
les départements, à titre de spécimen, de nouveaux
plans établis sur des échelles variées, plus modestes
et plus conformes aux procédés du blanchissage
français.

Les administrations communales pourront encore
modifier ces projets suivant les convenances locales,
les usages et le climat. Il a paru également utile
de confier à un agent dévoué et intelligent, déjà
chargé, à raison d'autres fonctions, de parcourir

les différentes parties de la France, la mission de faire comprendre aux communes le sens et la portée de la loi, ainsi que l'influence salutaire sur le bien-être des populations laborieuses.

Enfin, une des causes qui se sont opposées à l'emploi immédiat du crédit pour 1851 a été la limite posée par le paragraphe 3 de l'art. 2 de la loi du 3 février, qui interdit au Gouvernement d'accorder des subventions excédant la somme de 20,000 fr. Cette restriction, fâcheuse dans certain cas, n'était nécessaire pour aucun, puisque les communes, obligées par la loi même à concourir pour les deux tiers aux frais des établissements subventionnés, sont évidemment intéressées à n'en point exagérer la dépense; il y a donc lieu de la supprimer et de maintenir seulement la condition en vertu de laquelle la subvention de l'Etat ne devra jamais dépasser le tiers de la dépense totale.

Pour réaliser les vues que je viens d'exposer, l'administration a besoin d'être autorisée à employer, dans le cours de l'année 1852, la somme de 590,984 fr. 95 c., formant le reliquat du crédit spécial de 600,000 fr. qui avait été ouvert au ministère de l'agriculture et du commerce sur l'exercice 1851.

Tel est le but du projet de décret que j'ai l'honneur, Monsieur le Président, de soumettre à votre signature.

Je suis, avec le plus profond respect, Monsieur le Président, votre très-humble et très-obéissant serviteur.

*Le Ministre de l'agriculture et du commerce,*

N. Lefebvre-Duruflé.

———————

Le Président de la République décrète :

Art. 1er. Une somme de 590,984 fr. 95 c. est annulée sur le crédit extraordinaire de 600,000 fr. ouvert au Ministre de l'agriculture et du commerce sur l'exercice de 1851, en vertu de la loi du 3 février 1851, et ayant pour destination d'encourager la création d'établissements modèles pour bains et lavoirs publics gratuits ou à prix réduits.

Un crédit égal de 590,984 fr. 95 c. est ouvert au même Ministre sur l'exercice 1852, pour continuer les dépenses nécessaires à l'exécution de la loi précitée.

Ce crédit formera un chapitre spécial au budget de l'exercice 1852.

Art. 2. L'article 2 de la loi sus-énoncée du 3 février 1851 est rapporté dans celles de ses dispositions qui portent à 20,000 fr. le maximum de chaque subvention et interdisent d'encourager plus d'un établissement par commune. Les subventions à allouer continueront de ne pouvoir excéder le tiers de la dépense pour chaque établissement.

Art. 3. Il sera pourvu aux dépenses autorisées par le paragraphe 2 du présent décret au moyen des ressources du budget de l'exercice 1852.

Fait à l'Élysée-National, le 3 janvier 1852.

Louis-Napoléon-Bonaparte

*Le Ministre de l'agriculture et du commerce,*
N. Lefebvre-Duruflé.

*Le Ministre des finances,*
Achille Fould.

# DÉCRET IMPÉRIAL

ORDONNANT

## l'application de la vapeur au blanchissage du linge de l'armée.

————·❈·————

## RAPPORT A L'EMPEREUR.

Paris, le 10 décembre 1853.

Sire,

Dans sa constante sollicitude pour le bien-être de l'armée, Votre Majesté a voulu qu'une commission spéciale fût chargée d'examiner les avantages qu'offrirait, pour le blanchissage du linge de la troupe et des hôpitaux, l'adoption d'un procédé de lessivage à vapeur employé à l'hôpital militaire de Nancy, et dont les résultats économiques ont été plusieurs fois signalés.

La Commission, après diverses vérifications et expériences effectuées sur place, a constaté que le lessivage à la vapeur, tel qu'il est opéré à Nancy, nettoie parfaitement le linge, ne le brûle aucunement, et en assure la conservation, en ce sens que l'emploi de la brosse et du battoir devient complétement inutile pour le lavage. La lessive se fait en beaucoup moins de temps que par le coulage ordinaire (six ou huit heures au lieu de vingt-quatre).

Il y a donc, en définitive, économie de main-d'œuvre, de combustible et de savon, amélioration notable dans la propreté du linge et prolongation de sa durée.

La puissance de la routine peut seule expliquer que le procédé de lessivage à la vapeur, déjà préconisé par Chaptal, Cadet de Vaux, Curaudeau, etc., ait été aussi longtemps à se répandre.

Aujourd'hui, un assez grand nombre d'établissements hospitaliers et de bienfaisance sont pourvus d'appareils à vapeur de systèmes différents et en obtiennent de bons résultats.

Il était donc naturel de penser que l'armée pourrait aussi retirer des avantages de l'adoption de ce mode de blanchissage.

La Commission a examiné la question séparément pour les hôpitaux et pour les corps de troupe.

Les hôpitaux militaires sont dans la même situation que les établissements civils, puisque le blanchissage s'y fait à l'économie, au compte de l'Etat

et avec les ressources ordinaires pour la main-
d'œuvre.

Le blanchissage complet de 100 kilog. de linge,
qui coûtait suivant l'ancienne méthode , environ. . . . . . . . . . . . . . . 11 10
    Ne revient plus, avec le lessivage à la
vapeur, qu'à. . . . . . . . . . . 6 70
                             ‾‾‾‾‾‾‾
La différence en moins est de. . . . . 4 40

Or, la dépense totale du blanchissage des effets
d'hôpitaux en France et en Algérie, s'élevant en
moyenne à 170,000 fr., l'économie annuelle serait
de 68,000 fr.

Cette économie n'est pas, il est vrai , très-consi-
dérable ; mais il faut y ajouter celle qui résultera de
la prolongation de durée du linge et qui ne laissera
pas que d'avoir une certaine importance, bien qu'on
ne puisse encore l'apprécier exactement. Si on l'é-
value, par exemple, au tiers de la consommation
annuelle des effets, elle serait de 90,000 fr. environ.

La dépense à faire pour l'établissement d'appareils à vapeur dans tous les hôpitaux militaires, ne
devant pas dépasser 120,000 fr., sera par consé-

quent couverte, en dix-huit mois au plus, par les économies qui seront faites sur le blanchissage.

Pour le blanchissage du linge de troupe, la question est plus complexe.

Dans l'état actuel des choses, la chemise et le mouchoir du soldat sont seuls blanchis régulièrement au moyen d'une imputation hebdomadaire et individuelle de 0,10 c. sur le fonds de l'ordinaire; le blanchissage des autres effets (caleçon, calotte, musette, pantalon de treillis) est laissé aux soins du soldat, et ne lui coûte pas moins de 0,05 cent. par semaine dans l'infanterie, et 0,08 cent. dans la cavalerie, quels que soient les expédients auxquels ils ont recours. Il faut ajouter que les procédés grossiers employés par les blanchisseuses et par le soldat font épouver aux effets une détérioration rapide qui se traduit en dépense sur le fonds de la masse individuelle.

Suivant le système proposé, tous les effets du soldat seraient blanchis au moyen d'un appareil à vapeur, dans des buanderies militaires, et par des soldats propres à ce service.

La dépense du blanchissage devant, dans de

telles conditions, se trouver considérablement réduite, elle pourrait être imputée sur le fonds de la
masse individuelle, avec d'autant moins d'inconvénients, qu'elle serait probablement compensée par
l'économie qui résulterait de la prolongation de
durée des effets.

Le paiement aurait lieu au moyen d'un abonnement dont le produit constituerait, par virement de
fonds, une nouvelle masse dite *de blanchissage,* laquelle supporterait tous les frais de blanchissage
et devrait en outre pourvoir aux dépenses acciden-
telles, telles que les réparations du matériel et le
blanchissage des effets des hommes en route ou en
détachement.

Le taux de l'abonnement serait réglé par trimestre, afin d'éviter de multiplier les inscriptions
sur les livrets, savoir :

Pour les troupes à pied... 0 fr. 65 c. par trimestre et par homme.
Pour les troupes à cheval. 1   05        Id.
   Le règlement ministériel à intervenir déterminera les chiffres de
l'abonnement, en même temps que les règles d'exécution.

Ce système présente des avantages évidents pour
le soldat, en augmentant les ressources de l'ordinaire et en affranchissant complétement les centimes
de poche.

Il est vrai que le nouveau mode de blanchissage
rend nécessaire l'installation successive dans les
casernes de buanderies militaires ; mais il ne faut
pas oublier que les intérêts des soldats sont inséparables de ceux de l'Etat, et que, pour réaliser au
profit de la troupe une économie qui s'élèvera à
plus de 2 millions de francs, on ne saurait reculer
devant un sacrifice qui ne consistera qu'en une dépense une fois faite, dont le total ne paraît pas devoir excéder la somme de 1 million de francs pour
toutes les places de garnison de France et d'Algérie.

Il est incontestable d'ailleurs que l'usage habituel de linge de corps, plus fréquemment et mieux
blanchi, apportera dans l'état sanitaire de l'armée
une amélioration qui indemnisera un jour le Gouvernement de ses avances par la diminution du
nombre des journées d'hôpital, et compensera
le temps consacré au blanchissage en laissant un
plus grand nombre d'hommes disponibles pour le
service.

Si Votre Majesté approuve les diverses propositions que je viens d'avoir l'honneur de lui sou-

mettre, je la prie de vouloir bien revêtir de sa signature le projet de décret ci-joint.

*Le Maréchal de France, ministre secrétaire d'État au département de la guerre,*

A. DE SAINT-ARNAUD.

Approuvé :

NAPOLÉON.

---

NAPOLÉON,

Par la grâce de Dieu et la volonté nationale, Empereur des Français,

A tous présents et à venir, salut :

Vu les art. 170 (infanterie) et 220 (cavalerie) des ordonnances du 2 novembre 1833, sur le service intérieur des troupes ;

Considérant que l'emploi direct par les divers corps de l'armée de procédés de lessivages reconnus économiques et conservateurs du linge, permettra de réduire notablement la dépense du blanchissage des effets de la troupe ;

Voulant que cette réduction profite au bien-être du soldat, en dégrevant les fonds de l'ordinaire et les centimes de poche des frais de blanchissage qu'ils supportent actuellement ;

Sur le rapport de notre ministre secrétaire d'Etat de la guerre,

Avons décrété et décrétons ce qui suit :

Art. 1er. A partir du 1er janvier 1854 et au fur et à mesure de l'installation de buanderies militaires dans les diverses garnisons, la masse individuelle du soldat supportera toutes les dépenses de blanchissage au moyen d'un abonnement trimestriel fixé par le règlement ministériel à intervenir.

Art. 2. Dans le cas prévu par l'article ci-dessus, le dernier paragraphe des art. 170 et 220 des ordonnances du 2 novembre 1833 cessera d'avoir son effet.

Toutes les dispositions réglementaires antérieures qui seraient contraires au présent décret sont abrogées.

Art. 3. Notre ministre secrétaire d'Etat au département de la guerre est chargé de l'exécution du présent décret.

Fait au palais des Tuileries, le 10 décembre 1853.

NAPOLÉON.

Par l'Empereur :

*Le Maréchal de France, ministre secrétaire d'Etat au département de la guerre,*

A. DE SAINT-ARNAUD.

IMPRIMERIE CENTRALE DE NAPOLÉON CHAIX ET Cᵉ, RUE BERGÈRE 20.

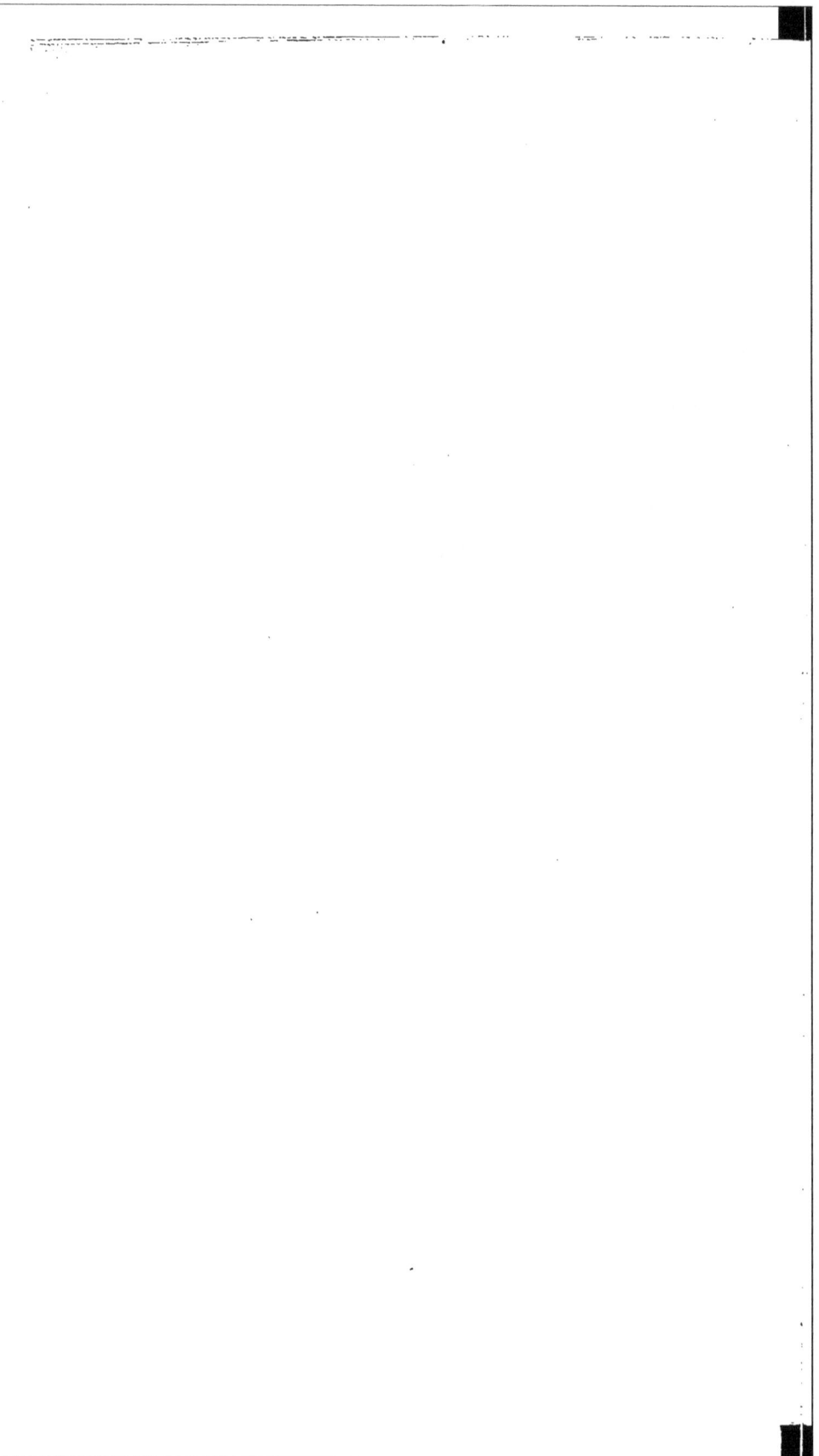

Rex-de-Chaussée.

LAVOIRS ET BAINS PUBLICS
de 1ᵉʳ Classe

Premier Etage.

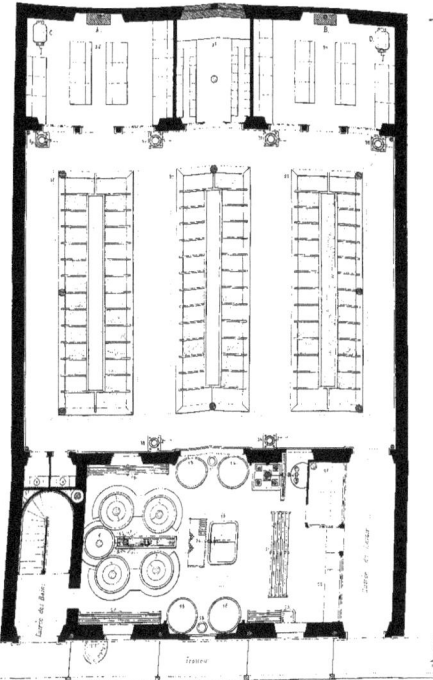

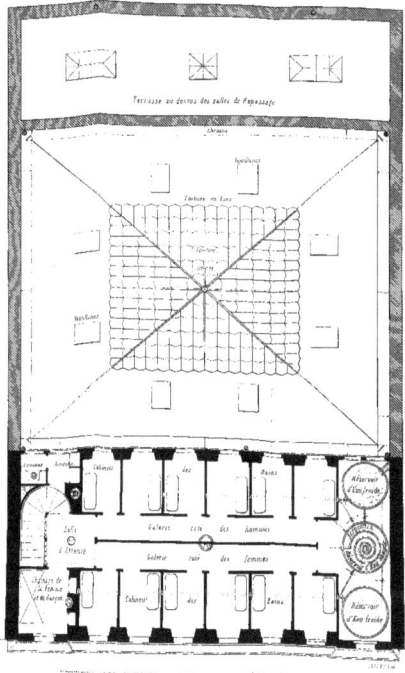

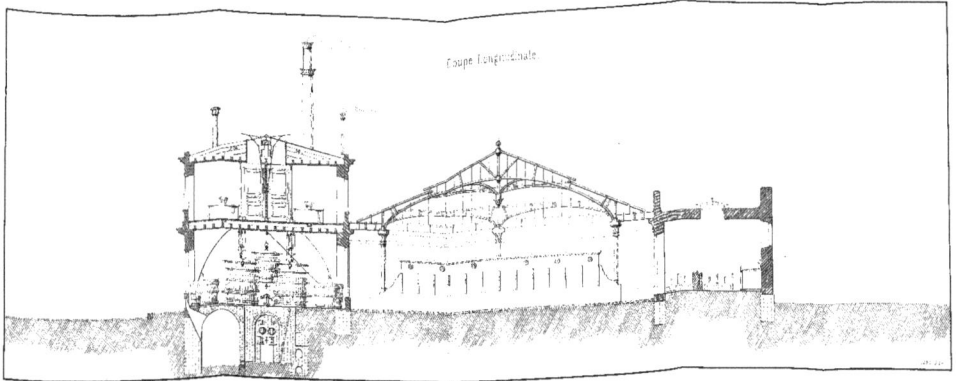

Coupe longitudinale.

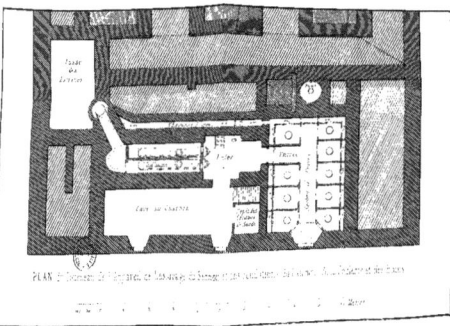

PLAN

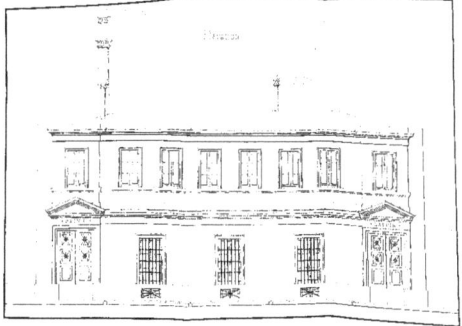

Élévation

www.ingramcontent.com/pod-product-compliance
Lightning Source LLC
Chambersburg PA
CBHW060532210326
41519CB00014B/3199